Dr. Günter Harnisch

Chia

W0058423

Kompakt-Ratgeber

Fit und schlank mit der
Powernahrung der Azteken

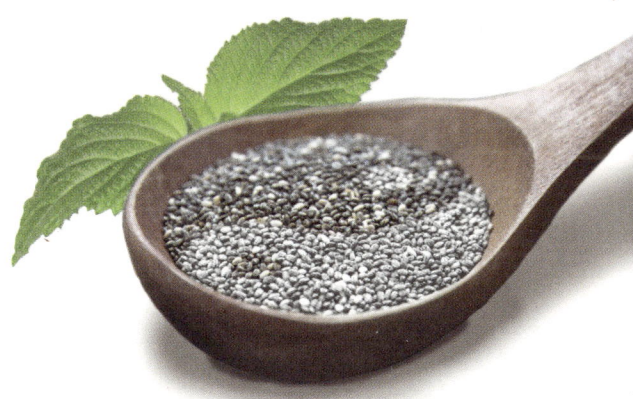

Haben Sie Fragen an Dr. Günter Harnisch?
Anregungen zum Buch?
Erfahrungen, die Sie mit anderen teilen möchten?

Nutzen Sie unser Internetforum:
www.mankau-verlag.de

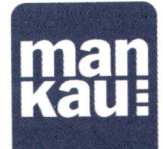

Impressum

Bibliografische Information der Deutschen Nationalbibliothek
Die Deutsche Nationalbibliothek verzeichnet diese Publikation in der
Deutschen Nationalbibliografie; detaillierte bibliografische Daten sind
im Internet über http://dnb.d-nb.de abrufbar.

Dr. Günter Harnisch
Chia. Fit und schlank mit der Powernahrung der Azteken
Kompakt-Ratgeber
ISBN 978-3-86374-202-7
5. Aufl. 2016 (Auflagen 1-4: 2015)

Mankau Verlag GmbH
Postfach 13 22, D-82413 Murnau a. Staffelsee
Im Netz: www.mankau-verlag.de
Internetforum: www.mankau-verlag.de/forum

Redaktion: Julia Feldbaum, Augsburg
Endkorrektorat: Susanne Langer M. A., Traunstein
Cover/Umschlag: Andrea Barth, Guter Punkt GmbH & Co. KG, München
Energ. Beratung: Gerhard Albustin, Raum & Form, Winhöring
Layout: X-Design, München
Satz und Gestaltung: Lydia Kühn, Aix-en-Provence, Frankreich

Abbildungen/Fotos: vOv - Fotolia.com (4); Marek - Fotolia.com (6, 8/9, 57); char-
lottelake - Fotolia.com (6, 7, 28/29); marilyn barbone - Fotolia.com (7, 17, 76/77);
TrudiDesign - Fotolia.com (10); studioDG - Fotolia.com (13); Tupungato - Fotolia.
com (20); Shakzu - Fotolia.com (23); ellenmol1814 - Fotolia.com (24); hjschneider
- Fotolia.com (27); Henry Schmitt - Fotolia.com (39); aletia2011 - Fotolia.com (44);
pix4U - Fotolia.com (51); B. Wylezich - Fotolia.com (54); Andrey Kiselev - Fotolia.
com (62); Gina Sanders - Fotolia.com (65); mylitleye - Fotolia.com (73); Heike Rau
- Fotolia.com (78, 82); lieselfuchs - Fotolia.com (81); heinteh - Fotolia.com (83);
WavebreakmediaMicro - Fotolia.com (84); photocrew - Fotolia.com (87, 93); ro-
bert6666 - Fotolia.com (88); HLPhoto - Fotolia.com (92); emuck - Fotolia.com (94)
Druck: Westermann Druck Zwickau GmbH, Zwickau/Sachsen

»Ich bin ein Öko-Buch!«
Das im Innenteil eingesetzte EnviroTop-Recyclingpapier wird ohne zusätzliche
Bleiche, ohne optische Aufheller und ohne Strichauftrag produziert. Es besteht zu
100 % aus recyceltem Altpapier und entstammt einer CO_2-neutralen Produktion.
Das Papier trägt das Umweltzeichen »Der blaue Engel«.

Hinweis für die Leser:
Der Autor hat bei der Erstellung dieses Buches Informationen und Ratschläge
mit Sorgfalt recherchiert und geprüft, dennoch erfolgen alle Angaben ohne
Gewähr. Verlag und Autor können keinerlei Haftung für etwaige Schäden oder
Nachteile übernehmen, die sich aus der praktischen Umsetzung der in diesem
Buch vorgestellten Anwendungen ergeben. Bitte respektieren Sie die Grenzen der
Selbstbehandlung, und suchen Sie bei Erkrankungen einen erfahrenen Arzt oder
Heilpraktiker auf.

Vorwort

»Hauptsache satt werden!« Über Generationen bestimmte dieser Leitsatz darüber, was bei Familien auf den Tisch kam. »Essen hält Leib und Seele zusammen«, lautet ein ähnlicher Spruch. Solche Sätze stammen aus Notzeiten, als Sattwerden nicht zu den Selbstverständlichkeiten gehörte. Doch gelten sie heute noch?

Nahrung ist in den westlichen Industrieländern überreichlich vorhanden. Das große Problem liegt eher in ihrer Qualität. Denn die Zahl der Übergewichtigen steigt bedenklich.

Doch es gibt auch positive Signale: Inzwischen achten bei uns immer mehr Menschen bewusst auf das, was sie essen. Unter dem Begriff »Moodfood« stellen sie ihre Nahrungsmittel so zusammen, dass sich daraus gezielt gute Stimmung gewinnen lässt. Das »Glück aus der Küche« bietet spezielle Nahrungsmittel an, mit denen man seine eigene Stimmung verbessern kann.

Gute Stimmung hängt stark von der Verfügbarkeit der Aminosäure Tryptophan im Gehirn ab. Sie wird dort in Serotonin umgewandelt. Serotonin ist der wichtigste antidepressiv wirkende Botenstoff. Für unser Wohlbefinden brauchen wir ihn unabdingbar. In diesem Buch lernen Sie eine Fülle von Möglichkeiten kennen, wie Sie sich glücklich essen können. Chia ist ohne Zweifel die Allerwichtigste unter ihnen.

Schon bei den Azteken waren Chia-Samenkörner als Powernahrung hoch begehrt. Wer sie aß, stand in dem Ruf, übermenschliche Kraft zu besitzen. Deshalb blieb ihr Genuss ausschließlich den Göttern, den Herrschenden und ausgewählten Spitzenathleten vorbehalten.

In den Samenkörnern aus den Anden stellt die Natur pralle Lebenskraft bereit, um die entstehende Pflanze für ihr künftiges Wachstum auszustatten. Was die Azteken jahrhundertelang als Supernahrung verwendeten, erweist sich heute als extrem vitalstoff- und vitaminreiche Proteinquelle. Sie enthält weit mehr Omega-3-Fettsäuren als Lachs – dazu reichlich Antioxidantien für die körpereigene Abwehr. Chia ist glutenfrei. Die kleinen Samenkörner stellen dem Körper ein Höchstmaß

Die Chia-Pflanze war bereits im Reich der Azteken bekannt.

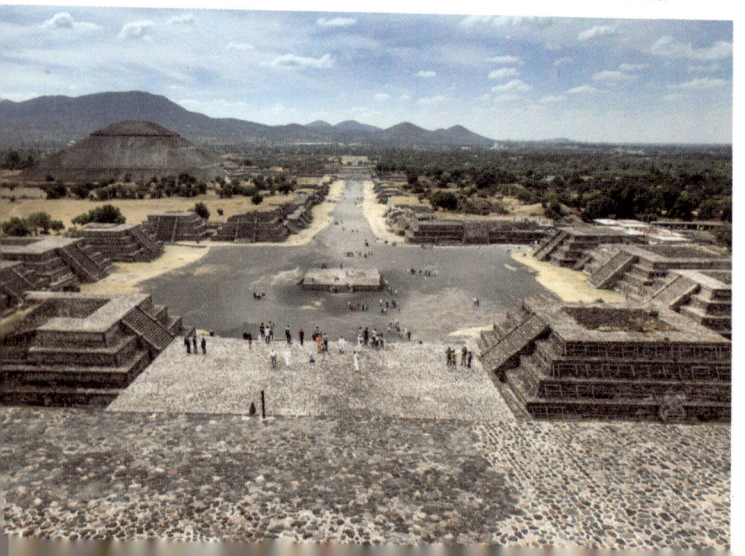

an Energie für viele Stunden bereit. Sie balancieren die Blutzuckerwerte aus und führen dem Gehirn viel Serotonin zu. Das hebt die Stimmung, verhindert Heißhunger, hilft beim Abnehmen und bringt Körper und Geist in Topform: eine optimale Nahrungsgrundlage für alle, die neue Lust auf ihr Leben spüren möchten, für Spitzensportler ebenso wie für geistig Schaffende, für Schwangere, Senioren und von Krankheit Geschwächte.

Dieses Buch bietet einen Überblick über die bisher vorliegenden wissenschaftlichen Ergebnisse sowie über die Geschichte und Anwendungsmöglichkeiten der Inka-Pflanzensamen als Heil- und Nahrungsmittel. Dazu gibt es einfache und leckere Rezepte für jeden Tag, mit denen Sie sich gesund essen und putzmunter fühlen können.

Viel Vergnügen beim Lesen und guten Gesundheitserfolg mit Chia!

Ihr
Dr. Günter Harnisch

Warendorf/Wangerooge, im März 2015

Inhalt

Vorwort 3

Chia – ein Alleskönner unter den Pflanzen   9

Powerfood statt »Schlaffkost« 10
Optimale Ernährung 11
Zivilisationfalle Übersäuerung 12

Alte Volksheilmittel neu entdeckt 15

Lebenskraft aus Pflanzensamen 16

Chia: die Kraftnahrung aus Mittelamerika 18
Powerfood der Indianer. 19
Wie Chia überlebte 21

Ein Pflanzensteckbrief 23
Beschaffenheit und Anbau 23
Verwendung der Chia-Samen 25
Wirkkräftige Inhaltsstoffe. 26

Chia als Heilmittel   29

Die Heilkraft aus der Natur 30
Herz-Kreislauf-Erkrankungen 30
Krebserkrankungen 35
Verdauung und Entgiftung 38
Entzündungen 40
Gehirnleistung 42
Depressionen und Demenz 44
Diabetes Typ 2 45

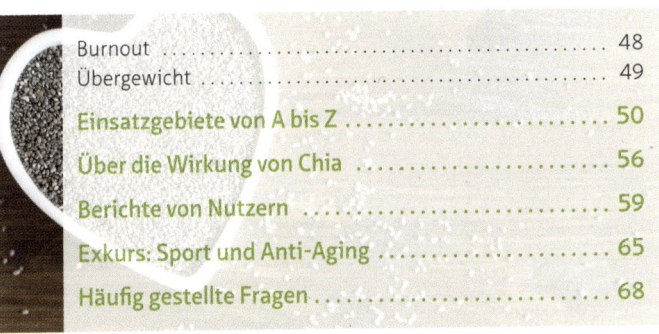

Burnout 48
Übergewicht 49

Einsatzgebiete von A bis Z 50

Über die Wirkung von Chia 56

Berichte von Nutzern 59

Exkurs: Sport und Anti-Aging 65

Häufig gestellte Fragen 68

Chia-Rezepte 77

Chia-Sprossen 78

Gesunde Küche mit Chia 80
Chia-Basis-Gel 82
Frühstücksideen 83
Vorspeisen und Suppen 85
Hauptgerichte mit Chia 90
Nachspeisen 92

Anhang 94
Bezugsquellen und Preise 94

Register 95

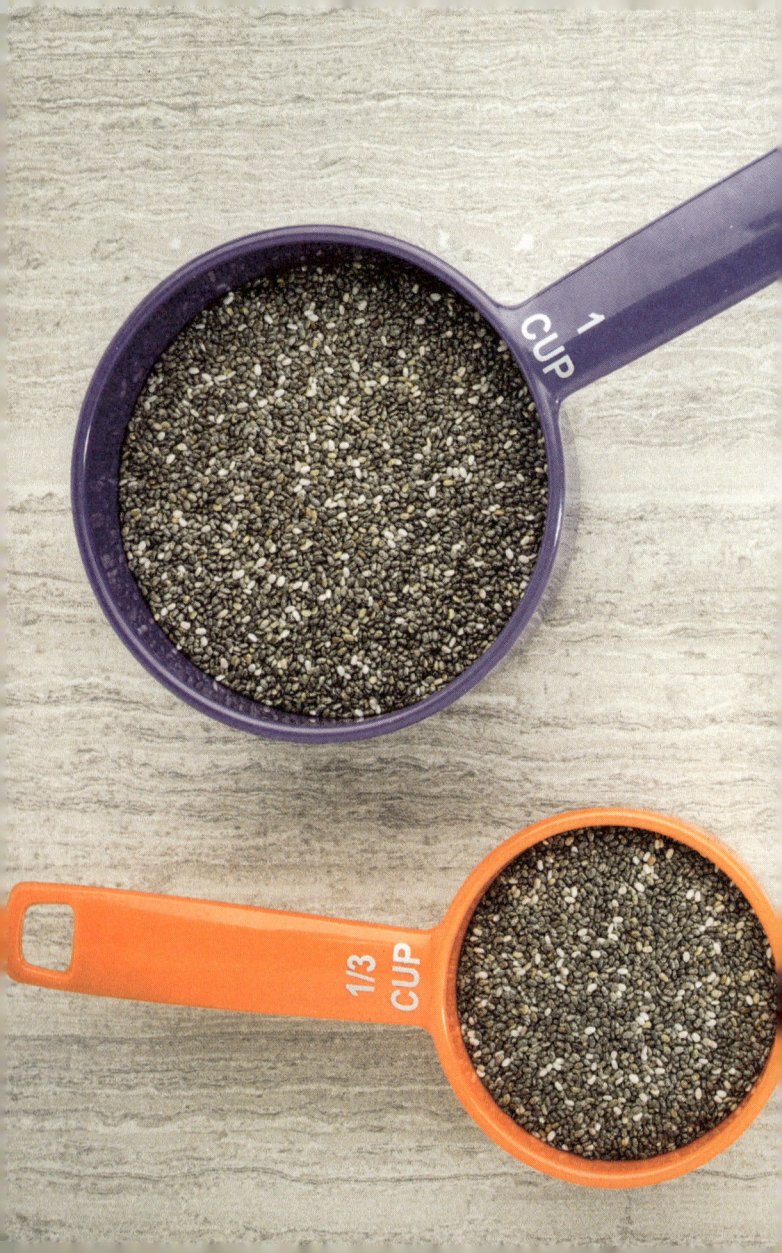

Chia – ein Alleskönner unter den Pflanzen

Lernen Sie in diesem Kapitel die besondere Beschaffenheit von Chia kennen.

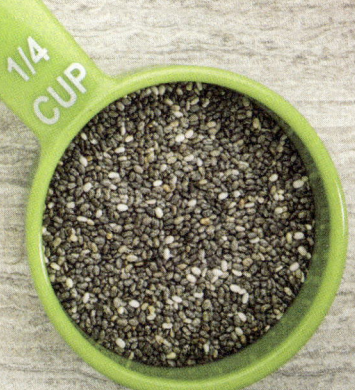

Powerfood statt »Schlaffikost«

Der Vitamingehalt der Lebensmittel ist bei uns in den vergangenen Jahrzehnten dramatisch zurückgegangen. So enthalten Äpfel oft nur noch 20 Prozent ihres ursprünglichen Gehalts an Vitamin C. Der Vitamin-C-Gehalt von Erdbeeren hat allein in den Jahren 1985 bis 2002 um 87 Prozent abgenommen. Der Beta-Carotin-Anteil in Fenchel ist in den letzten beiden Jahrzehnten um 80 Prozent gesunken. Bei anderen Obst- und Gemüsesorten sieht es nicht besser aus. Lange Transportwege, ausgelaugte Böden, Intensivnutzung, saurer Regen und Stickstoffdüngung spielen dabei eine entscheidende Rolle.

Das auf lange Sicht angelegte Schlucken von verschiedenen Vitaminpillen ist keine echte Lösung für dieses Problem, denn die »künstlichen« Vitamine kann der Körper manchmal nur schlecht aufnehmen. Bei den fettlöslichen Vitaminen A, D, E und K können sie sogar toxisch wirken. Der Arzt Dr. Hans-Joachim Paulski erklärt dies in einem 2008 gehaltenen Vortrag mit dem sehr anschaulichen Bild: »Unser Körper kann synthetisch hergestellte Vitamine ebenso wenig entschlüsseln, als wenn du in Peking versuchst, das in chinesischen Schriftzeichen gehaltene Hinweisschild zur nächsten öffentlichen Toilette zu entziffern.«

Der Vitaminbedarf nimmt durch unseren modernen Lebensstil zu. Frauen, die die Antibabypille einnehmen, ebenso Menschen, die rauchen oder unter Dauerstress und Umweltbelastungen leiden, haben einen deutlich erhöhten Vitaminbedarf gegenüber Menschen vergangener Generationen. Immer mehr Menschen erreichen heute ein weit höheres Lebensalter als früher. Doch der Körper kann im Alter die Vitalstoffe aus der Nahrung nur schlechter entnehmen und verwerten. Alte Menschen brauchen daher eine qualitativ hochwertige Ernährung besonders dringend, damit sie nicht unter Vitaminmangelerscheinungen leiden. Die heute verbreiteten Fast-Food-Ernährungsgewohnheiten reichen nicht aus, um den Bedarf des Körpers an Vitaminen und Vitalstoffen auch nur annähernd zu decken. Stattdessen häufen sie leere Kalorien im Körper an und fördern so das Auftreten von Übergewicht schon bei jungen Menschen, mit allen verhängnisvollen Folgen wie Bluthochdruck, Arterienverkalkung und Diabetes 2 – allesamt Zivilisationskrankheiten, die früher als eher altersbedingt galten.

Optimale Ernährung

Aktuelle Studien belegen: Eine natürliche Ernährung aus möglichst unverarbeiteten Lebensmitteln, die reich an Antioxidantien und Ballaststoffen sind, kann Zivilisationskrankheiten lindern oder ihrem Entstehen vorbeugen. Mehrere Forschungsarbeiten aus neuerer Zeit zeigen: Geringfügige positive Veränderungen in der

Ernährungsweise sind schon über einen kurzen Zeitraum so wirkungsvoll, dass sie die Lebensqualität verbessern und das Erkrankungsrisiko senken können.

Günstig für die Gesundheit ebenso wie für die Stimmung ist der möglichst vollständige Verzicht auf Fast Food und Fertigmahlzeiten. Darin fehlt es vor allem an ungesättigten Fettsäuren, wie sie Seefisch und Chia so reichlich enthalten. Gerade sie sorgen aber in erster Linie dafür, dass wir uns gesund und munter fühlen.

Zivilisationfalle Übersäuerung

Gesunde Ernährung sollte nicht zu stark säuernd sein. Basische Ernährung versorgt den Menschen mit leicht

GUTE-LAUNE-MACHER

INFO

Das für gute Stimmung so wichtige Tryptophan ist vor allem in Bananen, Eiern, Sojaprodukten, Nüssen und Käse enthalten. Damit es ins Gehirn geschleust wird, brauchen wir möglichst gleichzeitig Kohlenhydrate (bestenfalls aus Vollkornbrot). Die »mediterrane Küche« mit viel Gemüse, Obst und Nudeln macht glücklich, ebenso Schokolade, in vertretbaren Mengen genossen. Gut für das Glück ist auch Chili. Seine Schärfe erhöht die Ausschüttung der für Glücksempfindungen mitverantwortlichen Endorphine.

aufnehmbaren Mineralstoffen sowie mit allen Nähr- und Vitalstoffen, die der Körper benötigt, um sein gesundes Gleichgewicht zu finden. Sie schützt vor vielen Zivilisationskrankheiten, vor allem vor Gelenkerkrankungen, Rheuma und Gicht. Gleichzeitig verschont die basische Ernährung uns vor all jenen sauren Stoffwechselrückständen, die bei der üblichen Ernährungsweise im Körper entstehen. Auf diese Weise wird der Säure-Basen-Haushalt harmonisiert, sodass in allen Körperbereichen wieder der optimale, gesunde pH-Wert entstehen kann. Tatkraft und Lebensfreude kehren nach einer Umstellung auf basische Ernährung meist schnell zurück.

Chia ist eine ausgezeichnete Hilfe bei der Umstellung auf basische Ernährung. Um den Körper wirksam zu entsäuern, muss das günstigste Gleichgewicht zwischen basischen und Säure bildenden Nahrungsmitteln gefunden

Der pH-Wert zeigt an, ob der Körper übersäuert ist.

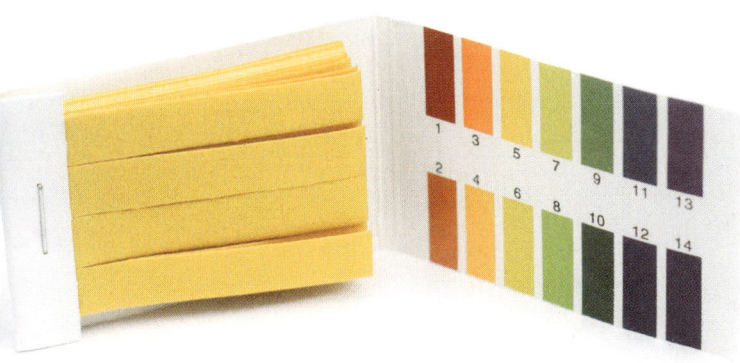

werden. Eine gute Ernährungsweise sollte zu mindestens 75 Prozent aus basischen Lebensmitteln bestehen und niemals mehr als 20 bis 25 Prozent an Säure bildenden Lebensmitteln enthalten.

Basische Lebensmittel sind vorwiegend Gemüse und Salate, auch Früchte wie Limetten, Tomaten und Avocados, ebenso Tofu, frische Sojabohnen, Mandeln, Olivenöl und allerlei Samen und Körner.

Säure bildende Nahrungsmittel sind alle Arten von Fleisch, Geflügelprodukte, Meeresfrüchte, Fertiggerichte und Weißmehlerzeugnisse. Säuernde Wirkung haben ebenfalls Eier, Milchprodukte, Hefeprodukte, die meisten Nusssorten, Süßigkeiten und Getränke wie Alkohol, Limonaden, Kaffee und schwarzer Tee.

Wichtig ist, während der Umstellung auf basenreiche Ernährung immer reichlich Wasser zu trinken.

INFO

CHIA – DIE NAHRUNG DER STARS

Stars wie Gwyneth Paltrow, Oprah Winfrey, Miranda Kerr und Orlando Bloom schwören auf Chia. Die Power-Samen gelten als Geheimrezept für glatte Haut, strahlendes Aussehen, gesunde Ausstrahlung und Fitness. Sie helfen sogar, wo es darum geht, in kürzester Zeit abzunehmen, wenn eine Rolle in Film oder Fernsehen dies erfordert.

Alte Volksheilmittel neu entdeckt

In unserem *Arbeitskreis: gesund leben* fand Chia ein ausgesprochen positives Echo. Dieser von mir gegründete und seit rund 20 Jahren geleitete Forschungskreis befasst sich damit, neue bzw. alte Volksheilmethoden aus vielen Ländern zu erforschen und zu erproben und letztlich an den Mann/die Frau zu bringen.

Den ehrenamtlichen Mitarbeitern geht es darum, alte Volksheilmethoden aus den unterschiedlichsten Kulturkreisen, die sich oftmals seit Jahrhunderten bewährt haben, vor der Vergessenheit zu bewahren. Oberstes Ziel ist dabei, möglichst vielen Menschen den Zugang zu bewährtem Heilwissen neu zu eröffnen – als Mittel zur Prophylaxe und Alternative zur »chemischen Keule«, die sich bekanntlich nicht immer segensreich auf die Gesundheit der Menschen ausgewirkt hat.

Der *Arbeitskreis: gesund leben* hat Testreihen mit Chia-Samen durchgeführt, die sehr erfolgreich verlaufen sind. Wir haben ungewöhnlich viele Rückmeldungen über positive Erfahrungen mit der Anwendung der Inka-Samenkörner erhalten, und dies bei völlig verschiedenen körperlichen wie seelischen Befindlichkeitsstörungen. Eine ganze Reihe interessanter Berichte von Nutzern finden Sie auf Seite 59ff.

Lebenskraft aus Pflanzensamen

Samen enthalten die geballte Lebenskraft, die eine Pflanze für ihren Start ins Leben braucht. In den Samenkörnern sind wie in einem Bauplan bereits alle Möglichkeiten angelegt, welche die Pflanze später entfalten wird. Selbst ihre Größe, ihre Wachstumseigenschaften und ihre Fruchtbarkeit sind im Samen weitgehend festgelegt. Standortbedingungen und Bodenbeschaffenheit spielen demgegenüber eine deutlich geringere Rolle.

Die Samen enthalten in konzentrierter Form sämtliche Supernährstoffe, die die Pflanze braucht, um sich gegen Wind und Wetter durchsetzen zu können. Dieses »Kraftpaket« mit der Grundausstattung zum Überleben ermöglicht der Pflanze, erste Wurzeln zu schlagen und mit dem Blattwachstum zu beginnen. Sie kann nur überleben, wenn es ihr gelingt, »Fuß zu fassen«, um an Wasser und Nährstoffe aus dem Boden zu gelangen.

In den Samenkörnern finden sich die wichtigsten Vitalstoffe in weit höheren Konzentrationen als in allen anderen Teilen der Pflanze: den Blättern, Stängeln und Früchten. Samen sind hoch konzentrierte Lebensmittel. Das Öl aus Ölsaaten besteht vor allem aus wertvollen mehrfach ungesättigten Fettsäuren, die tierischen Fetten in ihrer Bedeutung für die Gesundheit weit überlegen sind. Allerdings werden Öle aus Pflanzensamen relativ leicht ranzig. Bei den ganzen Samenkörnern besteht dieses Problem nicht. Sie halten sich fast unbegrenzt.

In ägyptischen Mumiengräbern fanden Forscher Samenkörner, die noch immer keimfähig waren.

Die Menschen der Frühzeit haben sich vorwiegend von frischen Lebensmitteln mit hoher Nährstoffkonzentration in Samen, Nüssen, Knospen, Wurzelspitzen und Blättern ernährt. Wir begnügen uns inzwischen mit ausgemahlenem Weißmehl, Fabrikzucker und chemisch angereicherten, zerkochten Fertigspeisen. Kein Wunder, wenn der Gesundheitszustand der Neuzeitmenschen trotz höherer Lebenserwartung immer kritischer wird. Die »Schlaffspeisen« unserer Zeit können mit der an Samen reichen Urkost der Frühmenschen nicht annähernd mithalten, wenn es um den Gehalt an Vitalstoffen geht.

Mit Chia-Samen ist ein erster Schritt hin zu einer natürlichen Powerernährung getan, die wir heute inmitten unserer hoch entwickelten Zivilisation dringender brauchen als je zuvor.

Samen sind sehr gesund und enthalten hoch dosierte Wertstoffe.

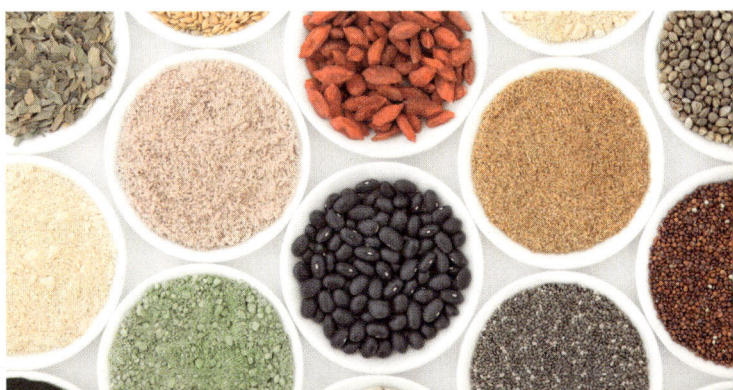

Chia: die Kraftnahrung aus Mittelamerika

Chia ist eng mit der Geschichte der Frühbewohner Mittelamerikas verknüpft. Dazu ein paar Schlaglichter: Der italienische Seefahrer in spanischen Diensten, Christoph Kolumbus, landete auf dem Weg nach Westindien 1492 aus Versehen in Amerika. Nur wenige Jahrzehnte später erreichte der spanische Eroberer Hernán Cortés mit seinen Schiffen die Küsten von Mexiko.

Unter den Azteken sprach sich die Nachricht von der Ankunft der »weißen Götter« schnell herum. Die Boten, die ihrem König Montezuma die Nachricht überbrachten, ernährten sich während ihres ununterbrochenen Laufs von der Küste bis ins Zentrum des Inkareichs ausschließlich mit Chia-Samen. Auch bei ihren religiösen Zeremonien opferten sie ihren Göttern Chia. In einem der bedeutendsten Bücher aus jener Zeit über die Azteken, die *Historia General de Las Cosas de Nueva España*, verfasst von dem spanischen Missionar und Ethnologen Fray Bernardino de Sahagún (1499/1500 bis 1590) heißt es dazu: Für ihre Göttin Cu »opferten die Azteken alle möglichen Arten von Mais, Bohnen und Chia, weil sie sagten, dass sie die Quelle und Mutter aller Götter sei, welche die Lebensgrundlage der Menschen darstellten«. Aus Chia-Samen, geröstetem Chia-Mehl und gemahlenem Amaranth formten die Azteken essbare Abbilder

ihrer Gottheiten, die sie dann bei ihren religiösen Feiern verzehrten. Den Spaniern waren solche Opfergaben »Teufelswerk«. Die »Heiligenabbildungen« standen einer Bekehrung der Eingeborenen zum Christentum im Wege. Francisco Cervantes de Salazar nennt in seiner *Chronik des Neuen Spanien* aus dem Jahr 1554 Chia als den am häufigsten konsumierten Samen. Meist mahlten die Azteken ihn und mischten das Mehl mit Mais und Amaranth. Die Spanier erkannten offensichtlich den hohen Wert dieser Ernährungsweise. Denn sie befürchteten, dass es nicht gelingen werde, den Widerstand der Eingeborenen endgültig zu brechen, solange ihnen diese kleinen Samenkörner zur Verfügung stünden.
Die Azteken schafften es, Chia selbst in extremen Höhenlagen von 2.000 bis 4.000 Metern erfolgreich anzubauen.

Powerfood der Indianer

In Mexiko lebt heute noch immer ein Indianerstamm, der weithin bekannt ist wegen seiner ungewöhnlichen Leistungen im Langstreckenlauf. Die Tarahuma-Indianer legen enorme Strecken von bis zu 320 Kilometer in zwei Tagen am Stück zurück. Die Tarahuma-Läufer, ausgestattet mit Sandalen aus Lederbändern und Gummisohlen, laufen mühelos jeder Konkurrenz davon. Der Tarahuma Arnulfo Quimare besiegte sogar den US-Profi und Weltrekordhalter Scott Jurek. Als einzige Nahrungszufuhr nutzten die Läufer Chia-Samen.

Bekannt ist ferner, dass auch die Hopi-Indianer sich bei ihren sagenhaften Läufen von Arizona bis zum Pazifischen Ozean hauptsächlich von Chia ernährten.

Die Tarahuma sind die einzigen ursprünglichen Bewohner im Raum des heutigen Staates Mexiko, die niemals von anderen Volksstämmen unterworfen worden sind, auch nicht von den Azteken. Im Laufe der Jahrhunderte lieferten sie sich erbitterte Schlachten mit Spaniern, Mexikanern und Apachen. Immer wieder zogen sie sich in die unwegsamen Gebirge ihres Landes zurück und überlebten so. Ihre Bevölkerungszahl beträgt etwa 100.000. Ihr Stammesgebiet ist rund 50.000 Quadratkilometer groß und liegt im Norden Mexikos, nahe der Stadt Chihuahua. Heute leben allerdings auch die Tarahuma überwiegend in Städten. Die moderne Lebensweise mit Fast Food und Coca Cola bedroht nicht nur ihre

Mexiko ist bis heute Hauptanbaugebiet der Chia-Pflanze.

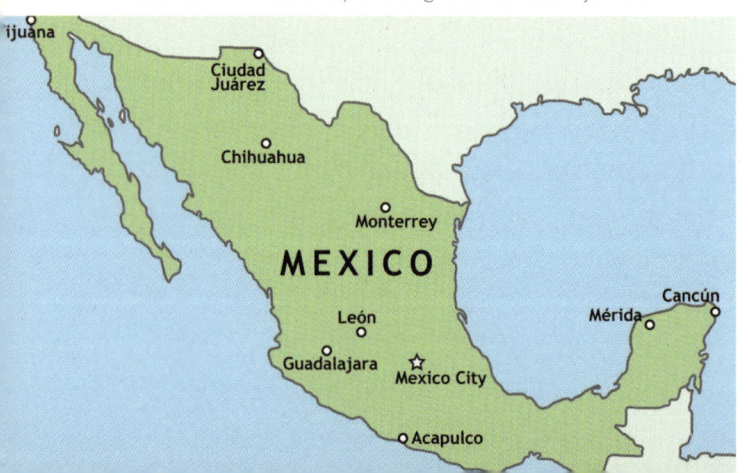

Kultur, sondern ebenso ihre Gesundheit. Typische Zivilisationserkrankungen wie Bluthochdruck und Diabetes breiten sich inzwischen auch unter ihnen aus.

Wie Chia überlebte

Historisch belegt ist: Der Bischof von Yucatán, Fray Francisco de Landa, ordnete 1562 die Zerstörung von 5.000 Götterbildnissen aus Chia-Mehl an. Außerdem ließ er 27 Schriftrollen (Codices) der Maya verbrennen mit der Begründung: »... sie enthalten nur Abergläubisches und Falschaussagen des Teufels.« (vgl. R. Ayerza/W. Coates, Chia: Rediscovering a Forgotten Crop of the Aztecs, Tucson 2005). So kam es dazu, dass man Chia nur noch heimlich und in einigen weit abgelegenen Gegenden anbaute. Jahrhundertelang wurde es danach still um Chia. Nur wenige Zeugnisse bestätigen, dass die Einheimischen Chia nach der spanischen Eroberung weiter heimlich anbauten. Ansonsten ersetzten die Spanier die vor Ort wachsenden Feldfrüchte durch die ihnen vertrauten. Ebenso versuchten sie, das herkömmliche Brauchtum und die bisherigen Ernährungsgewohnheiten in den von ihnen besetzten Gebieten zu verdrängen. Die europäischen Essgewohnheiten setzten sich mehr und mehr durch. Viele der ursprünglichen Getreide- und Ölsaatsorten sind heute vom Aussterben bedroht. 1932 baute man im Hauptanbaugebiet in Mexiko nur noch 16,5 Tonnen Chia jährlich an. Viele Unterarten und auch das Wissen um die Pflanze sind endgültig verloren gegangen.

Teilweise sammelte man Chia noch als Wildpflanze. Dass die Pflanze wiederentdeckt wurde, ist in erster Linie einem US-amerikanischen Forschungs- und Entwicklungshilfeprojekt mit dem Namen *Northwestern Argentina Regional Project* zu verdanken, an dem die Universität von Arizona ebenso wie die *U. S. Agency for International Development* beteiligt sind. Ihr Ziel war zunächst, die Lebensbedingungen ursprünglicher Nahrungsmittelpflanzen zu erforschen. Inzwischen geht es vor allem darum, Anbau und Verbreitung von Chia zu fördern. Maßgeblich beteiligt an diesem Projekt war Professor Wayne Coates, der an der Universität von Arizona lehrte und forschte. Inzwischen ist er emeritiert, widmete aber Jahrzehnte seines aktiven Berufslebens der Erforschung von Chia. Als Langstreckenläufer, der an vielen regionalen, aber auch internationalen Marathonläufen teilgenommen hat, weiß er die Ergebnisse seiner Forschungsarbeit persönlich zu schätzen. In zahlreichen Büchern und Zeitschriften hat er diese Ergebnisse der Öffentlichkeit vorgestellt. Nach seinem Ausscheiden aus dem Universitätsbetrieb kümmerte sich Professor Coates um die Verbreitung und den Vertrieb von Chia. Neben Forschern wie Wayne Coates und seinem Team haben wir es vor allem den indianischen Abkömmlingen der Maya und Azteken zu verdanken, dass Chia abseits der Weltgeschichte überlebt hat und wir heute von der ursprünglichen Vitalkraft dieses Nahrungsmittels profitieren können.

Ein Pflanzensteckbrief

Chia heißt offiziell *Salvia hispanica*. Die Pflanze gehört zur Gattung der Salbeigewächse. Den Beinamen *hispanica* (»spanisch«) verdankt sie dem Irrtum eines berühmten Pflanzenexperten. Der schwedische Naturforscher Carl von Linné (1707–1778) meinte nämlich, Chia stamme aus Spanien. Tatsächlich kommt die Pflanze aber aus Mexiko. Sie wurde nur von dort aus nach Spanien exportiert und dann eben auch dort angebaut. Das Wort Chia ist aus der Sprache der Ureinwohner Mexikos abgeleitet und bedeutet so viel wie *Stärke* oder *Kraft*. Chia ist nicht zu verwechseln mit dem eigentlichen Spanischen Salbei *(Salvia lavandulifolia)*.

Beschaffenheit und Anbau

Chia ist eine einjährige krautige Pflanze. Sie erreicht Wuchshöhen von bis zu einem Meter. Ihre Blätter werden vier bis acht Zentimeter lang und drei bis fünf Zentimeter breit. Die Blüten wachsen in zahlreichen Büscheln. Angebaut wird die Pflanze inzwischen nicht nur in Zentralmexiko und Guatemala, sondern nachhaltig auch in Argentinien, Kolumbien, Peru und

Bolivien, ebenso in Australien und im Süden der USA. Wegen der Gefahr von Fäulnis gedeiht sie nur in Gegenden ohne übermäßige Regenfälle.

Die Nachfrage nach biologisch einwandfreiem Chia-Samen ist in Deutschland wie in anderen inner- und außereuropäischen Ländern hoch. Mit einem weiteren Anwachsen des Bedarfs wird in naher Zukunft zu rechnen sein. Denn der Trend zur neuen Lust am Leben setzt sich besonders auf dem Gebiet der Ernährung durch.

Es gibt Pflanzen mit weißen und solche mit schwarzen Samen. In ihrem Nährstoffgehalt unterscheiden sich beide kaum. Die mexikanische Salbei-Art *Salvia hispanica* kennt man im spanischen und englischen Sprachraum unter dem Namen Chia.

Die Pflanze wurde in der Zeit, bevor Kolumbus in Amerika landete, im heutigen Mexiko angebaut, ähnlich wie

Chia-Samen zeigen sich in verschiedener Färbung.

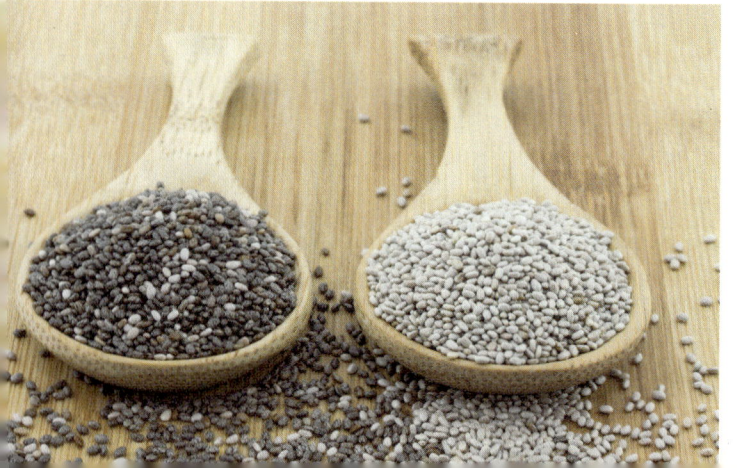

Amaranth, Mais und Bohnen – alles Nahrungsmittel, von denen sich die einheimische Bevölkerung im Wesentlichen ernährte. Auch heute werden die kleinen ölhaltigen Samen in ihrem Ursprungsland wieder weitverbreitet angebaut.

Anders als unsere einheimischen Salbei-Verwandten ist Chia nicht frosthart. Die Pflanze wird im Frühjahr ausgesät. Im Frühsommer trägt sie weiße oder lilafarbene, von den Bienen gern besuchte Blüten. Danach entwickeln sich die kleinen Samenkörner, die im Spätherbst gedroschen werden.

Ein Pfund Chia ergibt etwa 800.000 Samenkörner. Die Pflanze wächst in Höhenlagen bis zu 2.200 Meter über dem Meeresspiegel. Bei ausreichender Bewässerung können bis zu 2.500 Kilogramm Samen pro Hektar geerntet werden. Unter günstigen klimatischen Bedingungen sind mehrere Ernten pro Jahr möglich.

Verwendung der Chia-Samen

Chia war bereits ein traditionelles Lebensmittel und ein Heilmittel der mittelamerikanischen Indianer, der Azteken und Mayas.

Chia ist eine wohlschmeckende und sehr gesunde Ölsaat. Die Samen werden vielfältig als Zugabe zur Nahrung verwendet. Chia bildet mit Wasser eine gelartige, gelatinöse und klare Masse, die in Erfrischungsgetränken, Süßspeisen oder zum Andicken verwendet werden kann. Chia eignet sich aber ebenso als Beigabe in Gebäck, Broten,

Suppen, Kaltschalen oder Müsli. Die Quellfähigkeit der Chia-Samen ist erstaunlich. Dadurch sind sie auch kalorienarme Sattmacher.

Chia-Samen eignen sich nicht nur für den Menschen als Lieferant von Omega-3-Fettsäuren und Antioxidantien. Sie werden auch als Hühnerfutter verwendet, um Eier zu erhalten, die besonders reich an Omega-3-Fettsäuren sind.

Wirkkräftige Inhaltsstoffe

Die kleinen Samen verfügen offenbar über starke Heilkräfte. Nach der mexikanischen traditionellen Volksmedizin soll ein einziger Teelöffel Chia-Samen genügen, um einen Menschen für 24 Stunden mit ausreichend Nährstoffen zu versorgen. Was hat Chia an Nährstoffen zu bieten?

Chia-Samen werden als »Superfood« bezeichnet. Der Grund: Diese Samen sind anderen Nahrungsmitteln in ihrer nährstofflichen Zusammensetzung weit überlegen. Denn sie enthalten im Schnitt doppelt so viel Eiweiß wie andere Samen oder Getreidesorten und bieten ein besonders günstiges Verhältnis von Omega-3- zu Omega-6-Fettsäuren. Ihr Calcium-Gehalt übertrifft den von Milch um das Fünffache. Zudem liefern Chia-Samen das Spurenelement Bor, welches die Calcium-Aufnahme im Körper unterstützt. Der Kalium-Anteil in Chia-Samen ist doppelt so hoch wie in Bananen und auch in ihrem

Eisengehalt sind sie dreimal ergiebiger als Spinat. Mit einer dreifachen Menge an Antioxidantien stellen Chia-Samen sogar Heidelbeeren in den Schatten. Im Gegensatz zu Leinsamen sind die Chia-Körner zudem deutlich länger haltbar. Sie eignen sich deshalb als Nahrungsmittel für die Vorratshaltung. Chia-Samen lassen sich problemlos vier bis fünf Jahre lang aufbewahren. Sie verlieren dabei weder ihren Nährstoffgehalt noch ihren Geschmack oder Geruch.

Chia-Samen enthalten bis zu 38 Prozent Chia-Öl, 18 bis 23 Prozent hochwertiges Protein und viele Vitamine (Vitamin A, Niacin, Thiamin, Riboflavin), Mineralien (Kalzium, Phosphor, Kalium, Zink und Kupfer) sowie reichlich Antioxidantien. Außerdem finden sich darin beachtliche Mengen an Ballaststoffen, die in Wasser teilweise zu Schleim werden.

Chia-Samen bilden diese Art »Schleim«, wenn sie eingeweicht werden.

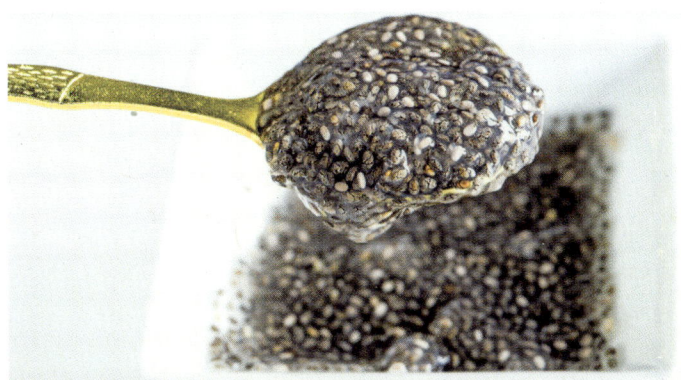

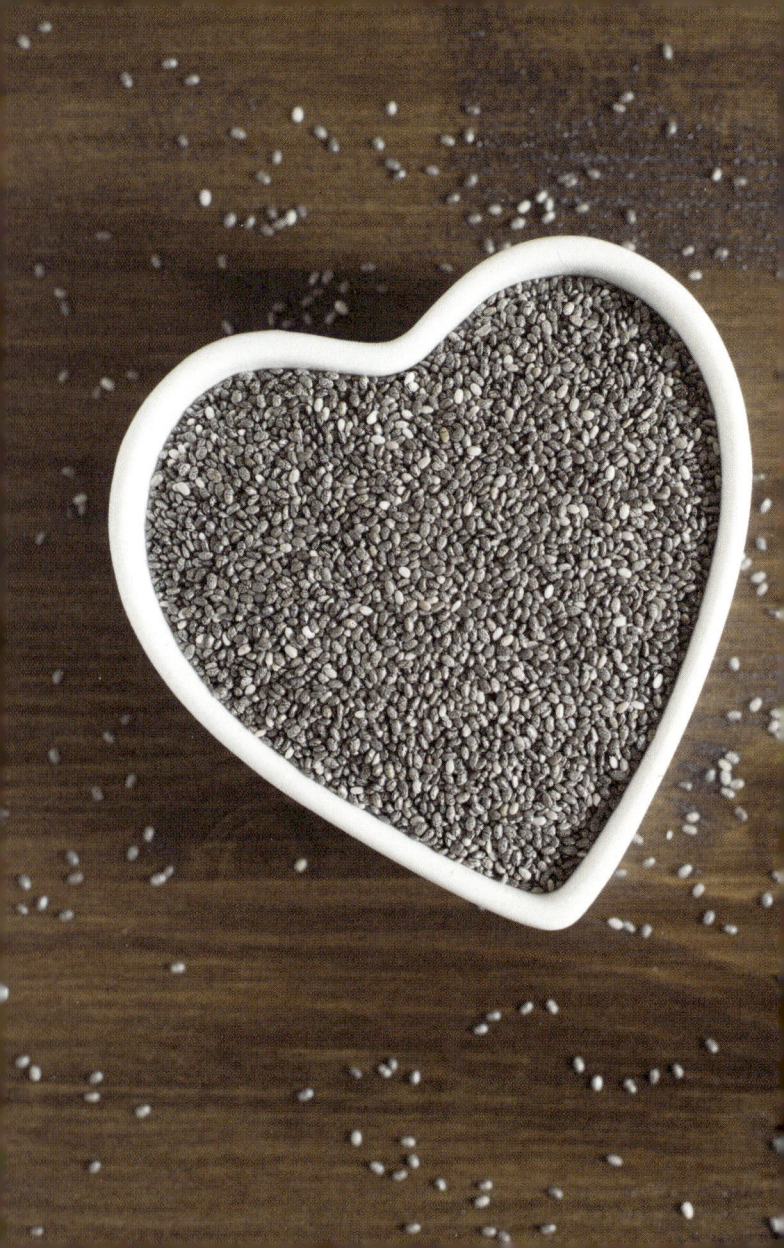

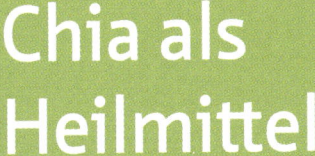

Chia als Heilmittel

Was kann diese Pflanze, wogegen hilft sie,

und warum ist Chia so gesund?

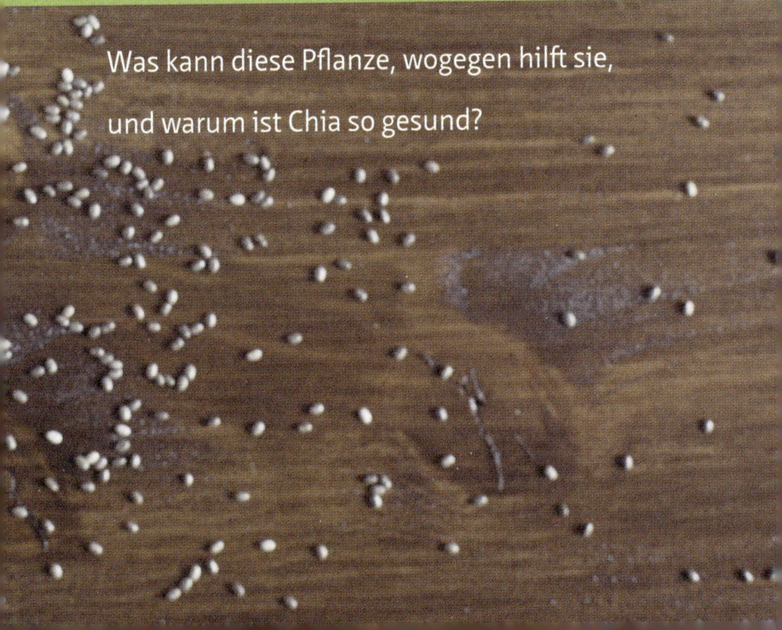

Die Heilkraft aus der Natur

Chia ist zwar kein Medikament im schulmedizinischen Sinne, das sich zur gezielten Bekämpfung von Krankheiten einsetzen lässt. Dennoch gelten die Power-Samenkörner nach der ganzheitlich orientierten Ernährungsmedizin als Nahrungsmittel und Heilmittel zugleich. Heute weiß man, dass Hippokrates, der berühmte Arzt des Altertums, mit seiner Forderung recht hatte: Unser Essen soll zugleich unsere Medizin sein. Ob in der Naturheilkunde oder der Ayurveda-Medizin – immer mehr medizinische Konzepte setzen als Therapie vor allem auf eine Ernährungsumstellung. Man kann sich tatsächlich gesund essen.

Sie erhalten in diesem Kapitel einen Überblick über die wichtigsten Krankheiten, bei denen mit Chia Heilerfolge erzielt worden sind oder wo solche Erfolge in Aussicht stehen. Eine Reihe überzeugender Forschungsergebnisse dazu liegen bereits vor. Doch sie sind naturgemäß noch längst nicht vollständig, sondern ein erster Anfang, dem weitere Forschungen folgen sollten.

Herz-Kreislauf-Erkrankungen

Herz-Kreislauf-Erkrankungen stehen in den modernen westlichen Industrienationen als Todesursache an erster Stelle. Weltweit sterben jährlich 15 Millionen Menschen an ihnen. Herzinfarkt, Schlaganfall, Herzrhythmusstörungen, Angina Pectoris, Nervöses Herz, Rheumatisches

Fieber, Bluthochdruck, Erkrankungen der Herzkranzgefäße, Venenerkrankungen – sie alle gehören zu diesem Krankheitsbild, und selbst Diabetes wirkt sich zumindest verschlimmernd darauf aus.

Raucher haben ein um 70 Prozent erhöhtes Risiko für Herz-Kreislauf-Erkrankungen. Aber auch hohe Blutfettwerte, Übergewicht und Bewegungsmangel spielen eine wichtige Rolle als Verursacher. Natürlich muss die genetische Veranlagung hinzukommen. Treffen drei dieser Risikofaktoren zusammen, so hat der Betroffene ein sechsfach höheres Risiko für das Entstehen einer Herz-Kreislauf-Erkrankung.

Inzwischen gibt es eine Vielzahl an wissenschaftlichen Studien, die Omega-3-Säuren eine herzschützende Wirkung bestätigen, wenn sie mit der Nahrung aufgenommen werden. Mit Chia-Samen steht ein Nahrungsmittel zur Verfügung, das dem Entstehen von Herzinfarkten und Schlaganfällen wirksam vorbeugen und selbst heilend eingreifen kann.

INFO

HERZENSANGELEGENHEITEN

Bisher galten Bluthochdruck und Arterienverkalkung als Altersleiden. Inzwischen sind Hunderttausende Kinder allein in Deutschland von diesen Krankheiten betroffen. Die Hauptursachen sind: Übergewicht und Bewegungsmangel.

Neuere Forschungsarbeiten bestätigen speziell die heilende Wirkung von Chia bei dem gesamten Formenkreis der Herz-Kreislauf-Erkrankungen sowie bei Diabetes 2 und weiteren typischen zivilisationsbedingten Krankheiten.

ZITAT

»Es gibt offenbar Inhaltsstoffe in Chia, die den Körper dazu bringen, besser zu funktionieren.«
Vladimir Vuksan, Ernährungswissenschaftler und Professor für Medizin

Professor Vladimir Vuksan von der Universität Toronto hat 2007 eine Langzeitstudie über Chia mit 20 Diabetes-2-Patienten durchgeführt, die strengsten wissenschaftliche Anforderungen genügt. Die Betroffenen erhielten 12 Wochen lang jeden Tag 37 Gramm Chia-Samen zu essen. Den Teilnehmern der Kontrollgruppe gab man Weizenkleie. Als Ergebnis zeigte sich: Die Teilnehmer der Chia-Gruppe hatten um rund ein Siebtel niedrigere Blutdruckwerte. Konkret bedeutet das: Wenn ein Versuchsteilnehmer vorher einen leicht erhöhten Blutdruck von 140 hatte, so gingen seine Werte in den Normalbereich von 120 zurück. Wer vor der Teilnahme an der Chia-Studie 160 gemessen hat, dürfte unter dem Einfluss von Chia immerhin Werte um 137 erreichen. Solche Ergebnisse könnten mit einem Schlag die Zahl der Patienten, die allein in Amerika wegen leichten Bluthochdrucks dauerhaft Medikamente einnehmen müssen, um rund

40 Prozent verringern. Da die Blutdrucksenker häufig zu unangenehmen Nebenwirkungen wie z. B. Potenzstörungen und Depressionen führen, wäre dies ein deutlicher Fortschritt.

In der beschriebenen Studie aus Toronto, veröffentlicht in der Zeitschrift *Diabetes Care* (30 [11], S. 2.804–2.810, November 2007), sanken die Blutwerte, die das Risiko für Herz-Kreislauf-Erkrankungen und für Entzündungen messen, bei den Teilnehmern um 30 Prozent. Der Wert, der die Gefahr der Verklumpung von Blutplättchen anzeigt, sank in der Chia-Gruppe um 20 Prozent. Die Konzentration wertvoller Omega-3-Fettsäuren im Blut verdoppelte sich bei Patienten, die Chia aßen. Professor Vuksan fasst zusammen: »Die Ergebnisse dieser Studie zeigten niedrigeren Blutdruck, verringertes

INFO

ADAPTOGENE

In der Traditionellen Chinesischen Medizin (TCM) und in der Naturheilkunde bezeichnet man Heilmittel, die imstande sind, körperliche ebenso wie seelische Vorgänge zu harmonisieren und zu verbessern, als Adaptogene. Ginseng zählt zu ihnen und noch einige andere Heilpflanzen. Um das Herz zu regenerieren oder es funktionsfähig zu erhalten, ist Chia ein hervorragend geeignetes natürliches Mittel.

Entzündungsrisiko, und Chia verdünnte das Blut der Versuchsteilnehmer. Es gibt nicht viele Untersuchungen in der Literatur, die solche Ergebnisse durch ein natürliches Lebensmittel bringen. Selbst mit den stärksten medizinischen Kombinationspräparaten ist ein solch dramatisch sinkender Blutdruck nicht dokumentiert. Das war ziemlich spektakulär.«

Der Mediziner Dr. Johann Georg Schnitzer berichtet in seinem Buch »Bluthochdruck heilen – Risikofaktor Hypertonie, lebensbedrohend, aber heilbar!« (Friedrichshafen 2011), von einer faszinierenden Studie aus dem Jahr 2010, bei der allein durch eine Nahrungsumstellung trotz Weglassen der Blutdruckmittel bei fast 100 Prozent der Teilnehmer niedrigere Blutdruckwerte erzielt werden konnten.

Alpha-Linolensäure (ALA) und Omega-3-Fettsäuren senken den Blutdruck schon um 5 mmHg (Maßangabe für Blutdruckwerte in Millimeter auf der Quecksilbersäule), wenn man ihre Konzentration im Blut um nur ein Prozent erhöht. Auf dem Weg, über eine Nahrungsumstellung auf ein günstigeres Verhältnis der Anteile von Omega-3- und Omega-6-Fettsäuren zu kommen, ließe sich wahrscheinlich die Zahl der Blutdruckkranken deutlich reduzieren.

Trotz dieser ermutigenden Ergebnisse ist es ratsam, Blutdruckmittel bei Veränderungen der Ernährungsweise nicht ohne Abstimmung mit einem Arzt Ihres Vertrauens abzusetzen.

Krebserkrankungen

Der Einfluss der Ernährung, so viel ist sicher, hat entscheidende Auswirkungen auf das Entstehen und den Verlauf von Krebserkrankungen.

Experten wie Dr. Lars Dragsted, Epidemiologe bei der *National Food Agency* in Soebora (Dänemark), schätzen 40 bis 60 Prozent aller Krebserkrankungen als ernährungsbedingt ein. Ein enger Zusammenhang zwischen Krebserkrankungen und dem wachsenden Verzehr von raffinierten Ölen und Transfetten besteht immer wahrscheinlicher.

INFO

WAS SIND TRANSFETTSÄUREN?

Sie entstehen bei der industriellen Fetthärtung, aber auch durch Überhitzung beim Braten. Sie kommen in vielen Fertigprodukten und in Frittiertem vor und behindern die gesunde Funktion essenzieller, mehrfach ungesättigter Fettsäuren.

Ungesättigte Fettsäuren erzielen beim Vorbeugen und Behandeln von Krebserkrankungen überraschend gute Erfolge, weil sie es schaffen, Sauerstoff in den Organismus zu bringen. Mangel an Sauerstoff ist ein wesentlicher Faktor beim Entstehen von Krebs.

Nun sind »Super-Lebensmittel« wie Chia oder die »Wunderpflanze Moringa« sicher keine Allheilmittel gegen

Krebs. Sie allein werden diese Krankheit nicht ausrotten können. Das muss klar gesagt werden, um keine falschen Hoffnungen zu wecken. Doch Chia kann mit der geballten Kraft seiner Vitalstoffe gegen Krebs vorbeugen und die Heilung Betroffener unterstützen. In Chia-Samen sind reichlich Antioxidantien enthalten. Diese Stoffe sind imstande, freie Radikale zu binden. Auf diese Weise schützen sie vor Krebserkrankungen. Nach bisherigen Erkenntnissen sind die Schäden durch freie Radikale, die sich mit der Zeit im Körper ansammeln, ein wesentlicher Risikofaktor für die Krebsentstehung.

GESUNDHEIT AUS DEM SÜDEN

INFO

Kein Zufall: Angehörige von Volksgruppen, bei denen die typischen westlichen Zivilisationserkrankungen noch sehr selten auftreten, z. B. Japaner, Maoris, die Bewohner der Insel Kreta und – britische Veganer (!), weisen in ihren Blutwerten besonders hohe Konzentrationen an Alpha-Linolensäure auf. Diese Werte sind ziemlich eindeutig auf eine Ernährung mit viel Omega-3-Fettsäuren zurückzuführen, wie sie etwa in der berühmten Kreta-Diät enthalten sind. Diese Spezialform mediterraner Ernährung besteht aus Fisch und viel Obst, Gemüse, Brot und reichlich Olivenöl. In der bei uns üblichen Industriekost sind Omega-3-Fette dagegen nur noch spärlich vorhanden.

Erstaunlich ist nach wie vor: Nur etwa 40 Prozent der Lebenserwartung wird durch unsere Gen-Veranlagung bestimmt. Den weit überwiegenden Anteil bestimmen wir selbst durch unsere Ernährungsweise, durch Bewegung und die Umweltbedingungen, unter denen wir leben. Der US-amerikanische Chia-Forscher Professor Wayne Coates empfiehlt: »Ein oder zwei Esslöffel Chia pro Tag können helfen, Zellmutationen zu verhüten und ebenso gut das Wachstum von mutierten Zellen zu verlangsamen, was konventionelle Krebstherapien wesentlich erfolgreicher macht.« (W. Coates: Chia, New York 2012, S. 129)

Forschungsergebnisse bei Krebs

In neuerer Zeit sind etliche Forschungsarbeiten zum Einfluss von Omega-3-Fettsäuren auf das Tumorwachstum erschienen. Die heilende Wirkung scheint danach am stärksten zu sein, wenn der Anteil an Omega-3-Fettsäuren in der Ernährung gegenüber den Omega-6-Fettsäuren möglichst hoch ist. Wayne Coates berichtet über eine in der Juli-Ausgabe 2007 des *Journal of Prostaglandins, Leukotrienes and Essential Fatty Acids* veröffentlichte Studie, die Forscher der Universität Córdoba in Argentinien mit Brustkrebspatientinnen durchgeführt haben. Als Ergebnis zeigte sich, dass Omega-3-Fettsäuren in Chia imstande sind, Tumore zum Schrumpfen zu bringen und eine Metastasenbildung zu verhüten (W. Coates, a. a. O., S. 129).

Die Gesundheitsexpertin Barbara Simonsohn kommt in ihrem Buch über »Chia-Power« (Oberstdorf 2014, S. 126) zu dem Ergebnis: »Zusammengefasst kann man sagen, dass Omega-3-Fettsäuren, reichlich in Chia enthalten, die Wachstumsrate von präkanzerösen Zellen reduzieren, die Entstehung neuer Tumore behindern, das Tumorwachstum verlangsamen, die Ausbreitung des Krebses verhindern, Gewichtsverlust stoppen und die Wirkungen von Chemo- und Strahlentherapie intensivieren und ihre Nebenwirkungen mindern.«

Verdauung und Entgiftung

Die winzigen Chia-Nährstoffpakete liefern lang anhaltende Energie und vereinfachen zudem die Verdauung anderer Lebensmittel. Als Teil einer Mahlzeit wirken sie sich positiv auf den Blutzuckerspiegel aus. Indem sie eine Barriere zwischen den aufgenommenen Kohlenhydraten und den Verdauungsenzymen schaffen, verlangsamen sie die Umwandlung von Kohlenhydraten in Zucker. Die Energie aus der Nahrung wird dadurch leicht verzögert im Körper freigesetzt. Das ermöglicht eine längere Ausdauer bei körperlicher Anstrengung. Dieser Effekt ist nicht nur für Sportler von Interesse, sondern er kommt auch Diabetikern zugute.

Schon die alten Kulturen der Maya und Azteken erkannten die Heilkräfte der Chia-Samen. Deren Stärke besteht darin, Säuren und Giftstoffe zu binden und auszuleiten. Bestehenden und potenziellen Krankheiten können sie damit entgegenwirken. Zugleich fördert ihre große Nährstoffdichte den gesunden Gewebeaufbau. Das ist nicht zuletzt für die Entwicklung von neuem Leben während der Schwangerschaft von großem Wert.

Chia-Samen unterstützen die Verdauung. Durch das Aufquellen vergrößern die Samen ihr Volumen binnen zehn Minuten um das Neun- bis Zwölffache. So erhöhen sie das Stuhlvolumen. Die löslichen Ballaststoffe helfen gegen Verstopfung und beugen der Divertikulitis (Ausstülpungen der Darmwand) vor. Sie reinigen den Darm, indem sie die Ausleitung von Ablagerungen unterstützen, und regulieren den Stuhlgang. Außerdem vermindern sie Sodbrennen, ohne dass unerwünschte Nebenwirkungen auftreten.

Eine gesunde Verdauung hat einen großen Einfluss auf das gesamte Wohlbefinden.

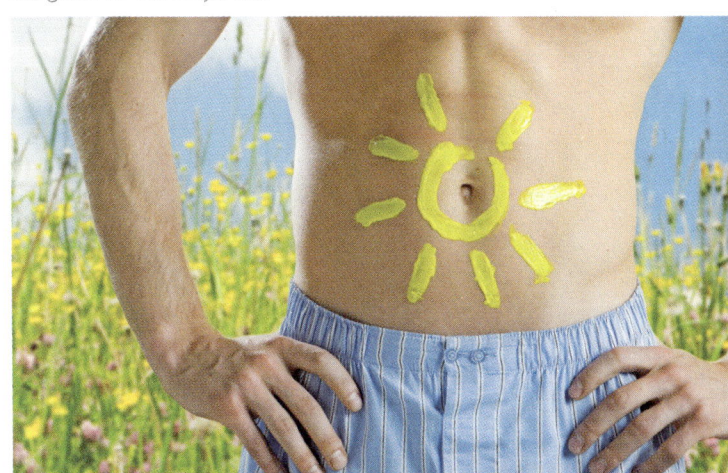

Ein weiterer Vorteil von Chia-Samen gegenüber protein-reichem Getreide besteht darin, dass sie glutenfrei sind. Wer eine Gluten-Unverträglichkeit hat oder dem Kleber-eiweiß kritisch gegenübersteht, findet im Chia-Power-samen eine hochwertige Alternative.

TIPP

Weicht man Chia-Samen vor dem Verzehr ein, können sie größere Mengen Flüssigkeit speichern und somit den Was-serhaushalt im Körper insbesondere bei Anstrengungen aufrechterhalten, ohne dabei schwer im Magen zu liegen.

Entzündungen

Entzündungen haben eine besonders unangenehme Eigenschaft: Sie finden meist unbemerkt an den unter-schiedlichsten Stellen im Körper statt. Entzündungs-prozesse sind an weit mehr Krankheiten beteiligt, als man allgemein vermutet. Bei Herzmuskelerkrankungen, Herzinfarkt, Schlaganfällen, Rheuma, Morbus Crohn, Colitis ulcerosa, Akne, Magengeschwüren, Nahrungs-mittelunverträglichkeiten, Autoimmunerkrankungen, Allergien, Hautkrankheiten, Depressionen, Krebs und Diabetes spielen sie sehr häufig eine ausschlaggebende Rolle. Entzündungen beschleunigen sogar den Alte-rungsprozess. Normalerweise klingen sie zwar wieder ab. Doch manchmal dauern die Entzündungen über längere Zeit an und werden chronisch.

Das geschieht beispielsweise bei rheumatoider Arthritis. Dabei handelt es sich um eine chronische Gelenkentzündung, die nach und nach Gewebe, Knorpel und Knochen zerstört. Das Immunsystem stellt Antikörper her, und Überempfindlichkeitsreaktionen werden ausgelöst. In mehreren wissenschaftlichen Untersuchungen (u. a. an den Universitäten Oxford und München, vgl. U. Strunz/A. Jopp: Fit mit Fett, München 2002) gelang es, nachzuweisen, dass solche fehlgesteuerten Entzündungs- und Abwehrprozesse sich unter dem Einfluss von Omega-3-Säuren zurückbilden. Die Teilnehmer an diesen erfolgreichen Versuchen hatten täglich Pflanzenöle zu sich genommen, die vor allem aus Omega-3-Fettsäuren bestanden. Bei Patienten mit rheumatoider Arthritis stellten sich gute Erfolge allein schon ein, wenn sie Lebensmittel mit reichlich Omega-6-Fettsäuren wie Fleisch, Wurst, Pflanzenmargarine und Sonnenblumenöl wegließen und stattdessen Lebensmittel mit viel Omega-3-Fettsäuren verwendeten. Chia, mit seinem ungewöhnlich hohen Angebot an Omega-3-Säuren, schafft hier einen zusätzlichen Weg aus der »Entzündungsfalle«, in die Fast-Food-Ernährungsgewohnheiten leicht führen. Wenig bekannt ist: Entzündungsprozesse können sogar negative Auswirkungen auf das Gehirn haben. Dabei bilden sich freie Radikale, die zur Oxidation von ungesättigten Fettsäuren führen. Ungesättigte Fettsäuren im Gehirn werden auf diese Weise schlichtweg ranzig und beeinträchtigen die Funktionsfähigkeit der Gehirnzellen.

Entzündungen im Gehirn wirken wie ein Nervengift. Die Ursachen für das Entstehen von Alzheimer sind zwar noch längst nicht endgültig geklärt. Aber offenbar spielen Entzündungen eine Rolle bei der Ausformung dieser Erkrankung. Menschen, die reichlich ungesättigte Omega-3-Fettsäuren zu sich nehmen, haben nach Auffassung der Professorin Carol Greenwood von der Universität Toronto ein niedrigeres Risiko, Alzheimer zu bekommen (vgl. U. Strunz/A. Jopp: Fit mit Fett, München 2002, S. 174ff.).

Gehirnleistung

Das Gehirn kann sich bis ins hohe Alter weiterentwickeln und neue Verästelungen (Synapsen) bilden, um Erfahrungen neu zu verknüpfen. Doch für diese Leistung braucht das Gehirn geeignete Fette, die imstande sind, elektrische und chemische Impulse schnell weiterzuleiten. Es besteht ein klarer Zusammenhang zwischen den Fettarten, die wir essen, und unserer Intelligenzleistung, unserer Stimmung und mentalen oder emotionalen Störungen, denen wir ausgesetzt sind. Die Nervenzellen im Gehirn bestehen zu ca. 60 Prozent aus Fett. Wenn man genau hinschaut, um welche Art von Fett es sich handelt, so stellt man fest: Die Konzentration an Omega-3-Fettsäuren ist im Gehirn rund 30 Prozent höher als in den Blutzellen. Hoch ungesättigte Omega-3-Fettsäuren sind in der Lage, Nervenimpulse besonders schnell weiterzuleiten. Genau auf diese Fähigkeit kommt es bei der Informationsübertragung im Gehirn an. Sie ist wichtig für schnelles Lernen und für gute Gedächtnisleistungen.

ALTERSERSCHEINUNG

INFO

Bei alten Menschen nimmt die Geschwindigkeit der Informationsübertragung oft deutlich ab. Deshalb ist es bei ihnen besonders wichtig, die erforderlichen, qualitativ hochwertigen Fettsäuren mit der Nahrung zuzuführen, damit die Betroffenen sich wieder besser konzentrieren können.

Eine Langzeituntersuchung mit 12.000 Teilnehmern an der Universität Bristol aus dem Jahr 2007 (ALSPAC-Studie) zeigte, dass die Nahrungsaufnahme von Omega-3-Fettsäuren während der Schwangerschaft zu deutlich besseren »Startchancen« bei den Kindern führte: Die Kleinkinder konnten schärfer sehen. Ihre Feinmotorik entwickelte sich besser. Mit vier Jahren lag ihr IQ um durchschnittlich 4,1 Punkte höher. Die Aufmerksamkeitsdauer und die sozialen Fähigkeiten waren deutlich besser als in der Vergleichsgruppe.
Bei Schulkindern fand man heraus, dass die Schüler, welche den höchsten Omega-3-Level aufwiesen, am wenigsten mit Lernproblemen und Konzentrationsstörungen zu kämpfen hatten.

Depressionen und Demenz

Zahlreiche Untersuchungen bestätigen inzwischen einen Zusammenhang zwischen dem Verzehr von Omega-3-Säuren und dem Auftreten depressiver Störungen. In der herkömmlichen japanischen Ernährung sind 15-mal mehr dieser Fettsäuren gegenüber der US-amerikanischen Ernährungsweise enthalten. Bei den Japanern kommen Depressionen erstaunlicherweise äußerst selten vor, nämlich nur ein Zehntel gegenüber der Depressionsrate in den USA (vgl. A. P. Simopoulos: The Omega Diet, New York 1999, S. 90).

Ernst Schaefer, Professor für Ernährungswissenschaften an der Tufts Universität in Boston, fand in einer Langzeitstudie mit 1.137 älteren Menschen heraus, dass

Traurigkeit und Schwermut sind kein unabwendbares Schicksal.

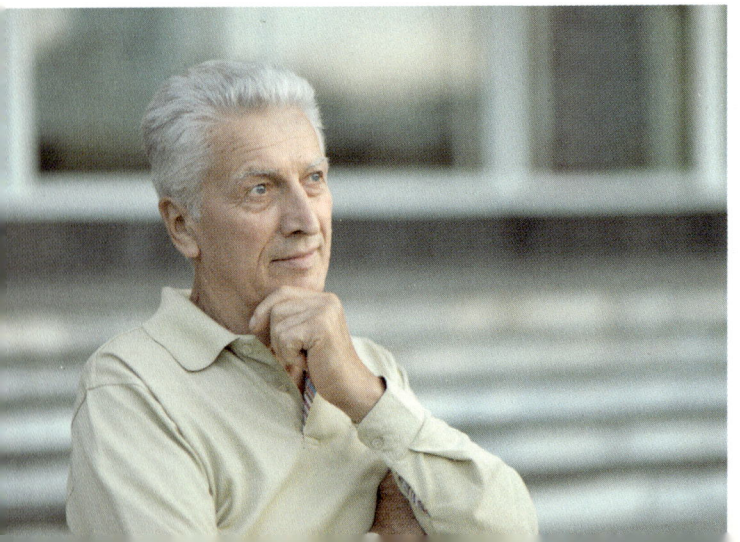

die Konzentration an Omega-3-Fettsäuren im Blut von
65-Jährigen Voraussagen zulässt, ob sie später senil
werden.

Einiges spricht dafür, dass Omega-3-Fettsäuren sogar
Demenz heilen oder diese Krankheit zumindest bessern
können. In Japan hat man Demenzkranken zwischen 57
und 94 Jahren über einen Zeitraum von sechs Monaten
DHA-Fettsäuren gegeben. Bei 70 Prozent der Patienten
trat daraufhin eine deutliche Besserung der Symptome
auf. Bei den übrigen 30 Prozent zeigten sich leichte
günstige Entwicklungen. Stimmung, Gangsicherheit und
die Fähigkeit, sich an einer Unterhaltung zu beteiligen,
verbesserten sich. Die Forscher kamen zusammenfas-
send zu dem Schluss: »Diese Ergebnisse legen nahe,
dass DHA-reiches Öl nützlich für die Prophylaxe und
Therapie von Alzheimer und Demenzerkrankungen ist.«
(A. P. Simopoulos, a. a. O., S. 90).

Chia enthält viel an hochwertvollen Omega-3-Fettsäu-
ren, vor allem DHA, ALA und EPA. Daher eignen sich die
Samenkörner ebenso zur Vorbeugung wie zur Linderung
von Depressionen und Demenzerkrankungen.

Diabetes Typ 2

Diabetes vom Typ 2 entwickelt sich in den Wohlstands-
ländern zur Volkskrankheit. Allein in Deutschland leiden
bereits sechs Millionen Menschen daran. Diabetes 2
bezeichnete man früher als Altersdiabetes. Heute leiden
bereits Zwölfjährige unter dieser Krankheit.

ZEICHEN DER ZEIT

Diabetes Typ 2 kam bis zum Ende des Zweiten Weltkriegs äußerst selten vor. Erst danach haben die Risikofaktoren wie Übergewicht, Bewegungsmangel und der Konsum von zu viel Zucker und leeren Kohlenhydraten extrem stark zugenommen.

Unser Stoffwechsel ist auf Bewegung angewiesen. Bei »Stillstand« verbrennen die Muskeln keinen Zucker aus dem Blut. Der Glukosespiegel in den Gefäßen steigt an. Um ihn niedriger zu halten, produziert die Bauchspeicheldrüse mehr Insulin. Doch die Körperzellen werden mit der Zeit resistent gegen Insulin. Der Stoffwechsel gerät dadurch ins Wanken. Fast Food aus leeren Kohlenhydraten, Auszugsmehl und Industriezucker schädigen die Bauchspeicheldrüse. Durch Bewegung gelingt es, überschüssige Fette und Zucker abzubauen. Durch gesunde, an natürlichen Vitalstoffen reiche Nahrung aus der ganzen Pflanze sowie durch Chia-Samen kann man den Stoffwechsel deutlich verbessern.

Unter Experten gibt es eine Regel, wonach dem Ausbruch der Zuckerkrankheit rund 20 Jahre lang falsche Ernährungsgewohnheiten vorausgehen. Kommt Bewegungsmangel hinzu, so beschleunigt sich die Entwicklung von Diabetes.

Bei Diabetikern sorgen zu hohe Blutzuckerwerte oft dafür, dass essenzielle Fettsäuren, die im Fettgewebe gespeichert sind, dem Körper nicht zur Verfügung stehen. Wenn Diabetiker mehr Omega-3-Fettsäuren zu sich nehmen, sparen sie Insulin. Diese Fettsäuren erhöhen offensichtlich die Wirksamkeit von Insulin. Diabetikern ist daher zu empfehlen, sich für einen insgesamt eher mäßigen, aber an Omega-3-Säuren reichen Fettkonsum zu entscheiden, wie er in Kaltwasserfischen, Chia-Samen oder Leinöl zur Verfügung steht. Nehmen Kinder ausreichend Omega-3-Fettsäuren zu sich, so sinkt ihr Diabetesrisiko um 55 Prozent – ein Ergebnis, das nachdenklich stimmt.

2010 legte der bereits genannte Vladimir Vuksan, Professor für Medizin und Ernährungswissenschaft an der Universität Toronto, mit seinem Team eine weitere Studie vor, welche die Experten aufhorchen ließ: Er gab gesunden Erwachsenen Brot zu essen, in dem unterschiedliche Mengen von Chia-Samen beim Backen zugefügt worden waren – die Höchstmenge war 24 Gramm Chia pro Tag. Das Ergebnis: Abhängig von der Dosis sank der Blutzuckerspiegel nach den Mahlzeiten um bis zu 41 Prozent. Der Appetit bei den Chia-Konsumenten verminderte sich um bis zu 63 Prozent. Je niedriger der Blutzuckerspiegel, umso geringer war auch der Appetit. Vuksan erklärt das mit der längeren Verweildauer der Chia-Samen im Magen und die dadurch über längere Zeit im Gehirn ankommenden Sättigungssignale. Die hohe

Konzentration von Ballaststoffen, Kalzium, Magnesium und Antioxidantien ist nach seiner Überzeugung für diese günstigen Wirkungen von Chia verantwortlich. Zu den beobachteten Wirkungen gehörten übrigens (wie auf Seite 56ff. ausführlich beschrieben) auch der Rückgang von zu hohem Blutdruck, geringeres Zusammenkleben von Blutplättchen und niedrigere Entzündungswerte. Chia kann Diabetes nicht heilen. Doch der Powersamen ist imstande, den Kranken zu helfen, ihre Resistenz gegen Insulin zu verringern und – wenn nötig – an Gewicht abzunehmen.

Burnout

Wir sind daran gewöhnt, seelische Leiden ausschließlich von der Seite der Psyche her zu sehen und zu behandeln. Die moderne neurobiologische Forschung zeigt aber deutlich, dass Konzentrationsschwäche, Antriebslosigkeit, Erschöpfung, Depression, schlechte Laune, Ängstlichkeit und Reizbarkeit auch von der Körperseite her erfolgreich behandelt werden können, zumindest unterstützend. Oft steht hinter einem psychischen Problem ein Defizit an Vitalstoffen, dem die Ernährungsmedizin durch die richtigen Vitamine, Mineralstoffe und an Tryptophanen reiche Nahrung entgegenwirken kann. Ein einfacher Weg ist, die natürlichen Quellen an konzentrierten Wertstoffen aus Lebensmitteln wie Chia-Samen mit ihrer beispiellosen Vitalstoffdichte zu nutzen. Darüber hinaus sind Meditationen oder Techniken der Tiefenentspannung, regelmäßige Bewegung, Sonnenlicht in guter Dosierung und erholsamer Schlaf zur rechten Zeit geeignete Methoden, um wieder Kraft zu schöpfen, Energie zu tanken und es gar nicht erst zu einem Burnout kommen zu lassen.

Übergewicht

Rund 70 Prozent der Männer und 50 Prozent der Frauen in Deutschland sind übergewichtig. Jeder fünfte Deutsche ist somit fettsüchtig. Tendenz leider steigend. Das sind die Ergebnisse mehrerer Ernährungsstudien, die in den letzten Jahren veröffentlicht wurden. Enorm besorgniserregend ist vor allem das Übergewicht von Kindern auch schon im Kleinkindalter.

Wer übergewichtig ist, dessen Diabetes-Risiko erhöht sich um ein Vielfaches gegenüber Normalgewichtigen. Doch nicht nur die Zuckerkrankheit steht in Zusammenhang mit dem erhöhten Körpergewicht bzw. dem Körperfettanteil. Auch das Risiko für andere Begleit- und Folgeerkrankungen steigt mit zu viel Speck auf den Rippen.

Chia-Samen sind ein hervorragend geeignetes Mittel, um abzunehmen, weil sie so viele Ballaststoffe mit wenig Kalorien enthalten. Chia-Samen nimmt viel Wasser auf. Er dehnt sich daher im Magen stark aus und vermittelt so das Gefühl, angenehm satt zu sein. Wenn man kein Hungergefühl hat, isst man ganz von selbst weniger. Chia bremst den Appetit und erleichtert so das Abnehmen.

Einsatzgebiete von A bis Z

Außer den bereits genannten »klassischen« Krankheits-
bildern haben sich Chia-Samen besonders bei Reiz-
darmsyndrom, Zöliakie, Schilddrüsenerkrankungen und
Sodbrennen bewährt.

Die Zahl der Erkrankungen, bei denen Chia von Nutzen
sein kann, ist noch längst nicht vollständig erforscht
und erprobt. Chia kann offenbar weit mehr, als bisher
bekannt ist. Für die Inka-Kraftnahrung gibt es eine
ganze Reihe zusätzlicher Möglichkeiten, bei denen sich
ihr Einsatz lohnt. Sie werden hier von A bis Z geordnet
dargestellt. Überschneidungen und Ergänzungen zu den
bereits beschriebenen Anwendungschancen lassen sich
dabei nicht immer ganz vermeiden.

TIPP

Bitte suchen Sie, wenn Sie bereits unter ernsthaften
Krankheitssymptomen leiden, immer einen Arzt oder
Gesundheitsberater Ihres Vertrauens auf, bevor Sie zu
Nahrungsergänzungsmitteln greifen.

Allergien

Allergien treten auf, wenn das Immunsystem überaktiv
oder jedenfalls fehlgesteuert ist. Omega-3-Fettsäuren
und Antioxidantien in Chia stärken das Immunsystem.
Die Neigung zu allergischen Reaktionen lässt oft nach.

Arthritis und Gelenkprobleme

Chia hilft bei allen möglichen Arten von Gelenkbeschwerden, da es besonders viel wertvolle Omega-3-Säuren und reichlich Antioxidantien enthält, die entzündungshemmend wirken. Über die günstige Wirkung von Omega-3-Fettsäuren bei Gelenkproblemen liegen zahlreiche internationale Studien vor.

Asthma

Eine Reihe von Untersuchungen bestätigen eine entzündungshemmende Wirkung durch Omega-3-Fettsäuren auch bei Asthma. Der Versuch, dieser Krankheit durch Einnahme von Chia über einen längeren Zeitraum hinweg zu begegnen, lohnt sich daher allemal.

Starkem Asthma ist häufig nur mit Cortison beizukommen.

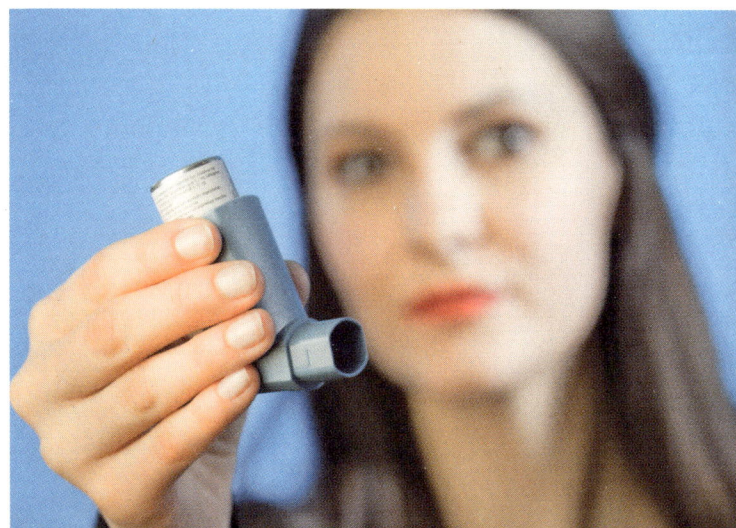

Aufmerksamkeits- und Konzentrationsstörungen (ADHS)

Hinter der Abkürzung ADHS steckt die Krankheit mit der monströsen Bezeichnung »Aufmerksamkeitsdefizit-Hyperaktivitäts-Syndrom«. Die betroffenen Kinder leiden unter Konzentrationsschwierigkeiten, Unruhe und einer mit Impulsivität verbundenen Verhaltensstörung. Oft wirken ADHS-Kinder wie aufgescheucht. Sie stehen permanent unter Strom und sind in ihrem Verhalten höchst sprunghaft: ein Grund, weswegen sie oft deutlich hinter ihren intellektuellen Fähigkeiten zurückbleiben und dadurch Rückschläge in der schulischen und später in der beruflichen Laufbahn hinnehmen müssen. Zwar sind für ADHS offenbar vor allem genetische Faktoren verantwortlich. Es gibt aber auch Hinweise, dass die Krankheit mit einem gestörten Gehirnstoffwechsel und mit einem Mangel an der Gehirnfettsäure DHA zusammenhängt. DHA (Docosahexaensäure) ist eine Omega-3-Fettsäure, die sich beispielsweise in Fisch finden lässt, besonders reichlich aber in Chia vorhanden ist. Vor allem für Kinder, die keinen Fisch essen, bietet sich Chia als geeignete Alternative an.

Die Wissenschaft hat erstaunliche Ergebnisse hinsichtlich der Wirkung von Omega-3-Fettsäuren gegen ADHS hervorgebracht: In einer Studie der Purdue Universität in West Lafayette/USA behandelte man Kinder mit Omega-3-Fettsäuren und konnte Symptome wie Ängstlichkeit, Wutausbrüche und Schlafprobleme damit lindern.

Dr. Jack Bukowski, Professor an der angesehenen *Harvard Medical School* in Boston, erklärt: »Chia bietet unzählige Gesundheitsvorteile für Kinder« (B. Simonsohn, Chia-Power, Oberstdorf 2014, S. 133). Die übliche schulmedizinische Behandlung mit dem Psychopharmakon Ritalin ist problematisch. Sie mutet dem kindlichen Organismus bei einer Langzeitbehandlung mit diesem Medikament teilweise schwerwiegende Nebenwirkungen zu.

Divertikulitis

Rund 60 Prozent der Menschen über 60 leiden unter Ausstülpungen der Darmwand (Divertikel), die sich entzünden können. Als Ursachen gelten eine zu ballaststoffarme Ernährung, Mangel an Bewegung und häufige Verstopfung. Chia hilft hier gut, da es reichlich Ballaststoffe enthält, die in Verbindung mit Wasser eine schleimige Konsistenz annehmen und für gute Gleitfähigkeit des Darminhalts sorgen.

Vereinzelt gibt es Befürchtungen, bei akuter Entzündung von Divertikeln könne sich Chia in den Darmausstülpungen festsetzen. Diese Befürchtungen haben wir bei Tests in unserem *Arbeitskreis: gesund leben* nicht bestätigt gefunden, obwohl Personen mit diagnostizierter Divertikulitis daran teilgenommen haben. Sie alle berichten über positive Erfahrungen schon nach einigen Wochen Chia-Einnahme. Ihre Verdauung hatte sich insgesamt deutlich verbessert, und keinerlei Probleme mit dem Darm waren mehr aufgetreten.

Haut-, Haar- und Nagelprobleme

Chia ist innerlich und äußerlich angewandt gut für die »Schönheit«. Viele Menschen mit Haar- und Nagelproblemen berichten, dass ihr Haar nach mehrmonatiger Chia-Einnahme voller geworden ist und seinen gesunden Glanz wiedergewonnen hat. Auch liegen viele Rückmeldungen vor, wonach mit Chia die Nägel schneller und kräftiger wachsen. Chia ist ein optimaler Hautschutz, der unreine Haut glatter werden und Mitesser verschwinden lässt. Äußerlich angewandt kann man ein paar Esslöffel Chia-Gel mit dem Fleisch einer halben Avocado und einem Tropfen Rosenöl gut vermischen und für eine Gesichtsmaske verwenden. Dazu soll man den Brei 20 Minuten auf der Haut einwirken lassen und ihn dann mit warmem Wasser abwaschen.

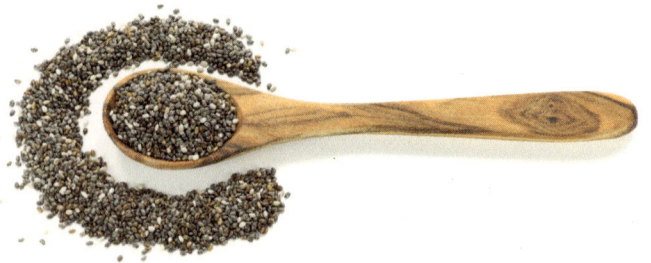

Makuladegeneration, nachlassende Sehfähigkeit

In der Netzhaut des Auges finden sich Omega-3-Fettsäuren in stark konzentrierter Form. Man schließt daraus, dass sie dort besonders benötigt werden, um die empfangenen Sehimpulse an das Gehirn weiterzuleiten.

Chia unterstützt die Sehfähigkeit auch in höherem Alter und beugt dem Glaukom und altersbedingter Makuladegeneration vor.

Schlafstörungen

Chia-Samen enthalten reichlich Tryptophan. Diese Aminosäure wandelt der Körper ganz nach Bedarf in Serotonin und in Melatonin um. Melatonin gilt als Schlafhormon. Die Schlaffähigkeit lässt sich erhöhen, wenn man, am besten zum Abendessen, Chia zu sich nimmt.

Wundheilung

Professor Ralph T. Holman, namhafter Biochemiker an der Universität von Minnesota/USA, fand heraus, dass Chia die Wundheilung von innen her fördert. Chia war schon bei den Azteken ein beliebtes Mittel auch zur äußerlichen Wundbehandlung. Dazu verwendete man mit Chia-Öl getränkte Tücher.

Da bei uns in Deutschland Chia-Öl (noch) schwer zu bekommen ist, kann man es zur äußeren Wundbehandlung durch Leinöl ersetzen, das ebenfalls reich an Omega-3-Fettsäuren ist. Diese Methode hat schon Hildegard von Bingen empfohlen. Sie selbst kannte Chia nicht. Professor Holman, der als Pionier der Omega-3-Forschung gilt, erreichte übrigens das biblische Alter von 94 Jahren – ein weiteres Argument, das für die Vitalkraft von Omega-3-Fettsäuren allgemein und besonders von Chia spricht.

Über die Wirkung von Chia

Was uns krank macht, ist unter anderem das Fehlen von wertvollen Nährstoffen. Zu lange hat man in der Ernährung nur die Kalorien gezählt und das Vorhandensein von wenig Kalorien mit gesunder Ernährung gleichgesetzt. Heute wissen wir: Ungesund sind die leeren Kalorien. Sie finden sich in Produkten, die außer puren Kalorien wie Zucker, Stärke und Fett keinerlei Vitalstoffe enthalten. Der Körper braucht Ballaststoffe, Quellstoffe, die Magen und Darm pflegen, und sekundäre Pflanzenstoffe. Sie benötigt der Organismus unabdingbar zur Krebsprävention, als Radikalenfänger und um die körperliche Vitalität zu erhalten. Dazu kommen Vitamine und Mineralstoffe, die für die Leistungsfähigkeit des ganzen Körpers verantwortlich sind. Chia enthält all diese wertvollen Inhaltsstoffe in ausreichender Menge.

Hier finden Sie, knapp zusammengefasst, die wichtigsten Gründe, die für die Einnahme von Chia sprechen:

+ Chia-Samen liefern einen hohen Gehalt an Omega-3-Fettsäuren und weisen außerdem Omega-3- und Omega-6-Fettsäuren im idealen Verhältnis von 3:1 auf.
+ Powerfood Chia enthält große Mengen an wertvollen Mineralstoffen wie Calcium, Magnesium, Kupfer, Zink und Eisen.

- ✦ Das außerdem enthaltene Spurenelement Bor unterstützt die Calcium-Aufnahme.
- ✦ Die Samen der Chia-Pflanze verfügen über eine die Glückshormone anregende und immunbildende Wirkung.
- ✦ Chia-Samen wirken günstig auf den Blutzuckerspiegel, denn die darin enthaltenen löslichen Ballaststoffe verlangsamen den Abbau von Kohlenhydraten zu Zucker. Sie liefern lang anhaltend verfügbare Energie. Dieser Effekt ist sowohl für Sportler interessant als auch für Menschen mit regelmäßigen Heißhungerattacken und für Diabetiker.

Chia zählt zu den gesundheitsfördernden Mitteln aus der Naturheilkunde.

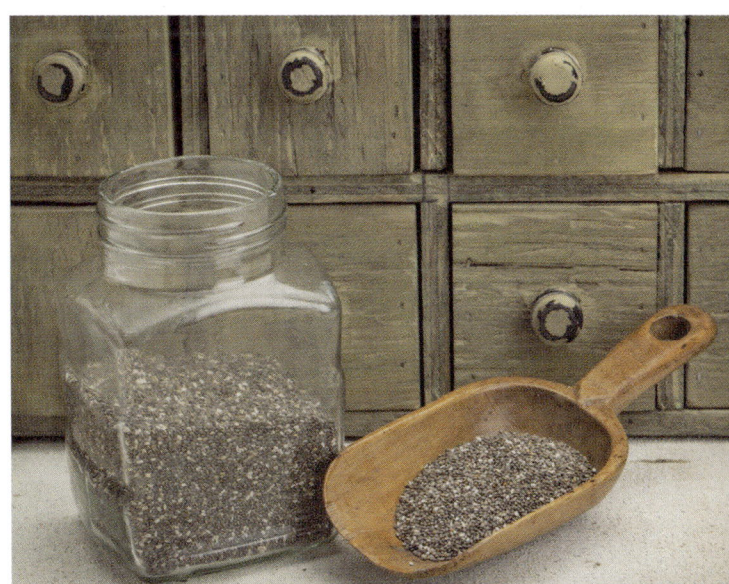

+ Chia-Samen regen die Verdauungstätigkeit und die Entgiftung über den Darm an.

+ Fitness und körperliche Ausdauerleistung verbessern sich mit Chia deutlich. Die Lust auf Süßes oder auf Fast Food nimmt merklich ab.

+ Da Hungergefühle deutlich seltener auftreten, wird die Gewichtsabnahme durch Chia erleichtert. Der gefürchtete Jo-Jo-Effekt tritt nicht ein.

+ Dank ihres neutralen Geschmacks können Chia-Samen beliebigen Speisen beigemischt werden. Sie erhöhen den Sättigungseffekt.

+ Chia liefert doppelt so viel Eiweiß wie andere Samen oder Getreidesorten. Die Samenkörner enthalten reichlich Aminosäuren.

+ Chia-Samen sind glutenfrei. Daher bieten sie für Menschen mit Gluten-Unverträglichkeit eine gute Alternative zu eiweißreichem Getreide. Gemahlene Chia-Samen können Weizenmehl voll ersetzen.

INFO

ZÖLIAKIE

Unter Zöliakie versteht man eine Gluten-Unverträglichkeit, d. h. der Betroffene reagiert auf Gluten (das im Weizen enthaltene sogenannte Klebereiweiß) mit Verdauungsbeschwerden und diversen körperlichen Beeinträchtigungen.

Berichte von Nutzern

Inzwischen gibt es eine Fülle von fast ausnahmslos positiven Rückmeldungen zur Anwendung von Chia. In dem von mir geleiteten *Arbeitskreis: gesund leben* haben wir Testserien mit Chia durchgeführt und ausgewertet. Für die hier wiedergegebenen Berichte gilt mein herzliches Dankeschön allen Testteilnehmerinnen und -teilnehmern, die sie mir freundlicherweise überlassen haben.

Körperliche Ermüdungserscheinungen

Christoph B.: »Dass Chia gut für Gesundheit und Fitness ist, habe ich zum ersten Mal bemerkt, als meine Partnerin vor einem Jahr anfing, die Samenkörner zu essen. Ich kam beim Joggen einfach nicht mehr mit ihr mit.«

Bluthochdruck, Nervosität, Unkonzentriertheit

Doris K.: »Bei unseren Kindern fiel mir auf, dass sie ruhiger und konzentrierter wurden, weniger nervös als bisher. Ich selbst esse Chia erst regelmäßig, jeden Tag zwei Esslöffel davon im Frühstücksmüsli, nachdem mein Hausarzt bei mir zu hohen Blutdruck festgestellt hatte, nämlich 150/90. Inzwischen sind drei Monate vergangen, und mein Blutdruck ist wieder normal. Meine Werte liegen jetzt bei 120/80. Ich denke, dass ich diese Werte so halten kann.«

Hohe Cholesterinwerte

Karsten F.: »Seit vielen Jahren kämpfe ich gegen zu hohe Cholesterinwerte an. Die liegen meist bei 260. Mein Ziel war immer, unter die 200er-Marke zu kommen. Seit einem halben Jahr nehme ich Chia, jeden Tag zwei Esslöffel. Bei der letzten Blutuntersuchung bei meinem Hausarzt war der Cholesterinwert auf 177 gesunken. Da ich sonst nichts Grundsätzliches an meiner Ernährung verändert habe, kann das eigentlich nur an Chia gelegen haben. Allerdings esse ich jetzt wenig zwischendurch, weil ich nicht mehr so oft hungrig bin.«

Hautprobleme, dünnes Haar

Gudrun L.: »Durch den *Arbeitskreis: gesund leben* bin ich auf Chia gestoßen. Ich hatte seit Langem schon Probleme mit meiner Haut, die im Gesicht, am Hals, den Armen und Händen zu trocken ist und schuppt. Nachdem ich vier Wochen lang jeden Tag zwei Esslöffel Chia, ins Müsli eingeweicht, gegessen habe, fiel mir beim morgendlichen Blick in den Spiegel auf, dass meine Haut glatter aussah. Das Haar wirkte voller und gesünder. Auch spürte ich weniger Hunger und wog drei Kilo weniger, obwohl ich nicht bewusst weniger gegessen hatte.«

Verdauungsprobleme, Karpaltunnelsyndrom, Stimmungsschwankungen

Carola N.: »Ich nehme Chia seit ungefähr vier Monaten, zwei Esslöffel, eingeweicht, über den ganzen Tag verteilt, zu den Mahlzeiten. Als Erstes fiel mir auf, dass meine Verdauung besser wurde. Ich hatte seit Jahren immer wieder unter Verstopfung gelitten. Außerdem verschwand mein Karpaltunnelsyndrom fast unbemerkt. (Bei diesem Leiden wird der durch den Handwurzelknochen verlaufendende Nerv gedrückt und geschädigt – Anmerkung des Verfassers.) Ich vergaß beinahe, dass mir die Schmerzen seit einem Jahr immer wieder zugesetzt hatten. Ich fühle mich jetzt voll Energie, frischer, jünger, und meine Stimmung ist ausgeglichener.«

Hyperaktivitäts- und Aufmerksamkeitsstörung (ADHS)

Cornelie V.: »Unser Sohn Nils, 10 Jahre, leidet unter einer Hyperaktivitäts- und Aufmerksamkeitsstörung (ADHS). Er kann sich schlecht konzentrieren und zappelt in der Schule und zu Hause ständig herum. Die Ärzte haben ihm Ritalin verordnet. Aber wir möchten ihm dieses Medikament nicht über längere Zeit geben, da wir schädliche Nebenwirkungen für die Gesundheit unseres Jungen befürchten. Er nimmt jetzt seit fünf Monaten jeden Tag zwei bis drei Esslöffel Chia-Samen ein, die wir ihm morgens über sein Müsli streuen. Nach unserem Eindruck ist er ruhiger geworden. Er zappelt nicht mehr so viel und kann sich auch besser auf Gespräche mit uns Eltern einlassen. Von der Schule kommen ebenfalls etwas positivere Rückmeldungen. Wir werden diesen Weg auf jeden Fall weitergehen. Außerdem bemühen wir uns, dafür zu sorgen, dass unser Sohn viel draußen in der Natur spielt und sich austobt, z. B. beim Fußballspielen, anstatt sich mit Fernsehen und Videospielen zu beschäftigen.«

Anfälligkeit gegen Erkältungen, Nervosität, geringe Stresstoleranz

Doris H.: »Meine Tochter hat damit angefangen, Chia zu essen, um ruhiger und weniger nervös zu werden. Sie leidet inzwischen weniger unter dem täglichen Stress, wie sie mir mehrfach gesagt hat. Inzwischen hat die Erkältungssaison angefangen. Mir ist aufgefallen, dass meine Tochter noch nicht krank war, obwohl sie sich sonst immer schnell bei ihrer Arbeit als Grundschullehrerin bei den Kindern angesteckt hat und sehr oft krank war.«

Die Inhaltsstoffe von Chia fördern die seelische Ausgeglichenheit.

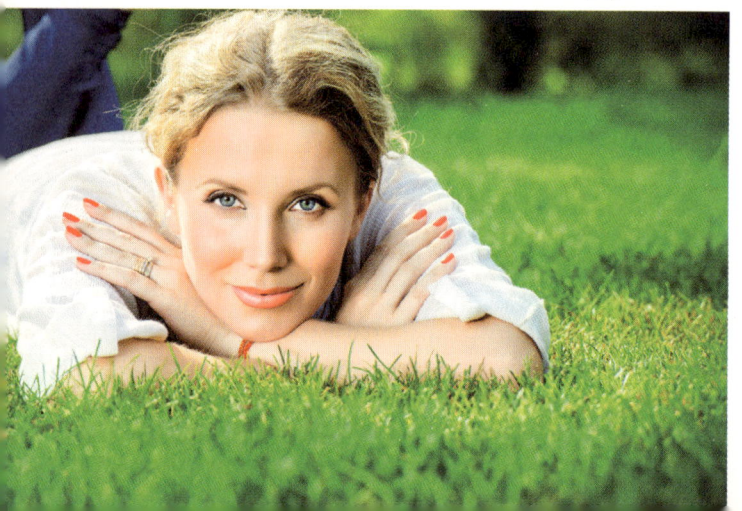

Depressive Verstimmung, Müdigkeit

Yvonne S.: »Besonders in den dunklen Wintermonaten habe ich während der vergangenen Jahre oft unter düsterer Stimmung und unter Müdigkeit den ganzen Tag über gelitten. Eine Bekannte empfahl mir, es mit Chia zu versuchen. Sie hatte in einem Gesundheitsvortrag davon gehört. Seit dem letzten Herbst esse ich nun regelmäßig zwei bis drei Esslöffel Chia-Samen. Ich weiche diese Menge in einem Glas Fruchtsaft ein und nehme über den ganzen Tag hinweg immer mal etwas davon zu mir. Meine Stimmung ist seitdem deutlich besser geworden. Ich fühle mich frisch und sehr viel leistungsfähiger. Früher habe ich oft morgens schon überlegt, ob es sich überhaupt lohnt, aufzustehen. Ich kann mich jetzt wieder richtig freuen!«

Mehr körperliche Ausdauer

Silke T.: »Zuerst war ich sehr skeptisch, als ich Chia bei einer Freundin zum Probieren vorgesetzt bekam. *Das sieht ja aus wie Froscheier!*, habe ich ihr gesagt. Ich hab's dann doch probiert, und es schmeckte gar nicht mal so schlecht. Ich jogge oft, walke und fahre mit dem Rad. In letzter Zeit fällt mir auf, dass ich viel mehr Ausdauer habe, seit ich regelmäßig Chia esse. Mit dem Rad fuhr ich früher bis zu 10 Kilometer. Jetzt fahre ich bis zu 25 Kilometer und jogge bis zu einer Stunde ohne Ermüdungserscheinungen. Vor meiner Chia-Zeit habe ich nur 30 Minuten geschafft.«

Akne, Hautentzündungen

Wilma S.: »Chia hat mir sehr gut geholfen, meine Akne auf dem Rücken und im Gesicht wieder in den Griff zu bekommen. Ich leide seit vielen Jahren darunter und habe alles Mögliche erfolglos versucht. Selbst Cortison half nicht. Seit sechs Monaten nehme ich Chia, zwei bis drei Esslöffel pro Tag. Ich weiß nicht, ob es an der Entgiftung liegt oder an Vitaminen oder an den Omegasäuren, die da alle drin sein sollen. Jedenfalls hilft es mir ganz klar. Ich gehe davon aus, dass sich mein Hautzustand noch mehr verbessern wird, wenn ich Chia weiter esse.«

Diabetes Typ 2, Übergewicht

Irene F.: »Ich leide unter Diabetes Typ 2. Die Krankheit trat vor einigen Jahren auf, seit ich starkes Übergewicht auf die Waage brachte. Mein Hausarzt verordnete mir Insulin, tägliche Spaziergänge in der Natur und Veränderungen in meinem täglichen Speiseplan. Eine Ernährungsberaterin, bei der ich einen Kurs besuchte, empfahl, täglich zwei Esslöffel Chia-Samen zu essen. Ich folgte ihrem Rat und nahm in den folgenden Monaten fast 30 Pfund ab. Chia hilft mir allein schon, weil ich zwischendurch nicht mehr so viel Hunger habe und deshalb mein Gewicht halten kann. Ich nasche nicht mehr so oft zwischendurch, und abends beim Fernsehen kommen bei mir keine Nüsse und kein Knabberzeugs mehr auf den Tisch. Außerdem gehe ich jetzt tagsüber regelmäßig eine Stunde lang in schnellem Tempo spazieren.«

Exkurs: Sport und Anti-Aging

Wayne Coates ist emeritierter Professor aus Arizona/
USA. Mehr als zwei Jahrzehnte seines Gelehrtenlebens
hat er über Chia geforscht. Außerdem ist er leiden-
schaftlicher Langstreckenläufer. Er kennt die Höhen
und Tiefpunkte der Langstreckenläufer aus eigener
Erfahrung – mit Chia und ohne. Wayne Coates läuft trotz
seines inzwischen fortgeschrittenen Alters noch immer
Strecken unterschiedlicher Distanzen: fünf Kilometer,
zehn Kilometer. Halb-Marathon, Marathon und Ultra-
Marathon. Er schwört auf die Inka-Power-Körner: »Chia
verschafft einem eine erstaunliche Menge an Energie

Sportler schwören auf Chia als herausragende Energiequelle.

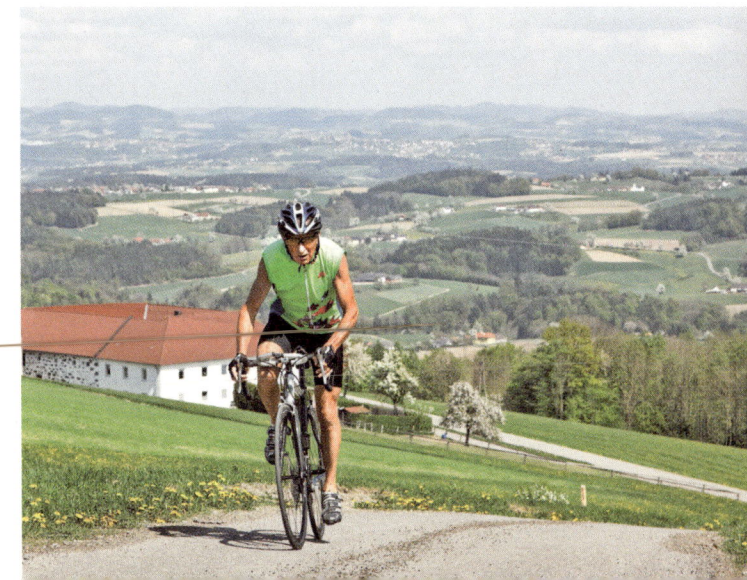

und erhöht die Ausdauer auf unglaubliche Weise. Wann auch immer ich mit Sportlern spreche, die Chia einnehmen – sie erklären übereinstimmend, dass sie über mehr Energie in den späten Phasen ihrer Langstreckenläufe verfügen. Ebenso berichten sie über einen starken Energiezuwachs, vor allem zu fortgeschrittener Tageszeit, wenn viele ermüden und nur noch wie Schnecken voranzukommen glauben und sich auf Koffein und Zucker verlassen, um sich auf schnelle und auf ungesunde Weise aufzuputschen.« (W. Coates: Chia, New York 2012, S. 8).

Professor Coates verrät sein persönliches Laufrezept: Er füllt Chia-Samen in mehrere Filmdosen und steckt sie in seine Lauftasche. Unterwegs leert er immer mal wieder eine halbe Dose direkt in den Mund. Seitdem kennt er keine Stimmungsschwankungen und keinen Leistungsabfall mehr, nicht einmal bei Gebirgsstrecken mit großen Höhenunterschieden unter schwierigsten Bedingungen. Andere Leistungssportler bestätigen solche Erfolge. Als besonders positiv empfinden sie, dass die Einnahme von Chia zu keiner Belastung des Magen- und Darmtrakts führt. Auch begrüßen sie die auftretende Gewichtsverminderung ohne Jo-Jo-Effekt, das Ausbleiben von Leistungsminderungen trotz Gewichtsreduktion, das Fehlen von Mangelerscheinungen auch bei Hochleistung und den guten allgemeinen Gesundheitszustand ohne Erkältungen, trotz harten Ausdauertrainings selbst im Winter.

Natürlich profitieren nicht nur Hochleistungssportler von Chia, sondern auch Laien, denen es einfach darum geht, ihre geistige und körperliche Leistungsfähigkeit durch regelmäßige Bewegung aufrechtzuerhalten. Nur rund ein Fünftel der Menschen in unserem Land schafft die von der Weltgesundheitsorganisation (WHO) empfohlene sportliche Bewegung von wöchentlich mindestens zweieinhalb Stunden. Mit Chia wächst die Freude an sportlicher Betätigung, weil man spürt, dass der Körper über weit mehr Kraft verfügt, als man bisher auch nur geahnt hat.

Freude und Tatkraft sind die beste Motivation, eine neue, bislang ungewohnte sportliche Anstrengung auch über längere Zeit hinweg durchzuhalten, sodass sie zur festen Gewohnheit im eigenen Leben wird. Erst durch diese Regelmäßigkeit bringt Bewegung ihren vollen gesundheitlichen Nutzen.

Als beste Antioxidantien-Lieferanten galten bis jetzt rote Beeren, vor allem Gojibeeren, aber auch die blauen Heidelbeeren. Inzwischen machen Chia-Samen ihnen allerdings den Rang streitig. Die kleinen Körnchen haben noch bessere antioxidative Eigenschaften als Heidelbeeren und tragen aktiv zum Schutz der Zellen vor äußeren Einflüssen bei. Chia-Samen, mit all ihren wunderbaren Inhaltsstoffen, sind ein wahrer Jungbrunnen, der Gesundheit, Fitness und innere wie äußere Schönheit auch dort wiederherstellt, wo Zivilisationsstress bereits seine tiefen Spuren hinterlassen hat.

Häufig gestellte Fragen

Wie viele Chia-Samen sollte man essen?

Empfohlen wird meist, eine Tagesration von zwei Esslöffeln einzunehmen. Zu Beginn ist es manchmal günstiger, mit einer geringen Dosis von einem Teelöffel anzufangen, bis sich der Darm an die veränderte Kost gewöhnt hat. Manchmal tritt in den ersten Tagen eine leicht beschleunigte Verdauung auf, die aber unbedenklich ist und nach kurzer Zeit verschwindet. Der Darm gewöhnt sich schnell an die neue ballaststoffreiche und somit gesundheitsfördernde Kost.

Ist es günstiger, Chia-Samen in Form von ganzen Körnern oder in gemahlenem Zustand zu verwenden?

Soll Chia zum Backen verwendet werden, so eignet es sich in gemahlener Form natürlich besser.

Menschen mit empfindlichem Verdauungssystem verwenden manchmal lieber Chia-Mehl, da es leichter verdaulich ist. Man kann die Chia-Samen natürlich problemlos mithilfe einer Kaffee- oder Getreidemühle selbst mahlen.

Chia-Mehl wird im Gegensatz zu gemahlenem Leinsamen nicht leicht ranzig. Die in Chia enthaltenen Antioxidantien verhindern, dass Chia-Mehl schnell verdirbt. Man kann es daher durchaus über mehrere Monate aufbewahren.

Viele Gemüsesorten sind reich an Ballaststoffen. Warum soll man dann ausgerechnet Chia essen?

Chia-Samen enthalten in Wasser lösliche, aber auch nicht lösliche Ballaststoffe. Die löslichen Stoffe bilden eine gel-ähnliche Substanz und quellen auf. Sie eignen sich, um den Blutzuckerspiegel niedrig zu halten und den Cholesterinspiegel zu senken. In Wasser lösbare Ballaststoffe findet man vor allem in Hülsenfrüchten, Maismehl und im Pektin der Früchte.

Nicht in Wasser lösliche Ballaststoffe quellen nicht. Sie durchlaufen das Verdauungssystem so, wie sie hineingelangen. Sie helfen, den Darm gesund zu erhalten, und wirken gegen Verstopfung und Hämorrhoiden. Auch schützen sie vor Darmkrebs und Divertikulitis (entzündliche Ausstülpungen des Darms).

Welche Inhaltsstoffe sind in Chia besonders wertvoll?

Chia enthält die höchste bekannte Menge an pflanzlichen Omega-3-Fettsäuren in einem besonders günstigen Verhältnis zu Omega-6-Fettsäuren. Der Körper braucht diese Säuren, um den Hormonhaushalt und viele wichtige biologische Prozesse in Gang zu halten. Da er sie nicht (oder jedenfalls nur zu einem sehr geringen Teil) selbst herstellen kann, müssen sie mit der Nahrung zugeführt werden. Hinzu kommt ein ungewöhnlicher Reichtum an Mineralien, Elektrolyten, Vitaminen und Aminosäuren. Sie alle zusammen verleihen Chia einen hohen Rang unter den Power-Nahrungsmitteln.

**Können Menschen, die unter Zöliakie oder
Gluten-Unverträglichkeit leiden, Chia essen?**
Ja, Chia ist glutenfrei und wird auch von Menschen mit
Zöliakie gut vertragen.

**Kann Chia zu Schwierigkeiten bei Divertikulitis
führen?**
Chia enthält Ballaststoffe, die zum Schutz der Darm-
wände wichtig sind und den Verdauungsvorgang
unterstützen. Da Chia viel Wasser aufnimmt, bringt es
Feuchtigkeit in das Verdauungssystem und regt den
Verdauungsprozess an. Menschen mit empfindlichem
Verdauungssystem verwenden manchmal lieber Chia in
gemahlener Form, da das Mehl wegen seiner feineren
Konsistenz leichter verdaulich ist als die ganzen Samenkörner. Man kann Chia-Mehl kaufen oder aber mit einer
Kaffeemühle selbst mahlen. Da Chia den Stuhl feucht
und gut formbar hält, eignet es sich, um das Entstehen
von Divertikulitis zu verhindern. Menschen mit Diverti-
kulitis sollten ihren Hausarzt fragen, in welcher Form sie
Chia am besten verwenden können.

Kann man Chia anstelle von Leinsamen verwenden?
Ja, ohne Zweifel. Chia enthält ebenso wie Leinsamen
reichlich Ballaststoffe. Der eindeutige Vorteil beim
Genuss von Chia liegt darin: Man nimmt zusätzlich viele
wertvolle Omega-3-Fettsäuren, Antioxidantien und
Proteine auf.

Stimmt es, dass Chia für Diabetiker besonders geeignet ist?

Ja, Chia verlangsamt den Umwandlungsprozess von Kohlenhydraten in Zucker. So hilft es, günstigere Blutzuckerwerte zu erreichen.

Warum soll man viel trinken, wenn man Chia zu sich genommen hat?

Chia bindet viel Flüssigkeit, weil es stark quillt. Man soll daher immer etwas trinken, wenn man Chia isst. Fehlt Flüssigkeit, so kann dies unter Umständen zu Magenkrämpfen führen. Das passiert sehr selten. Sollte dies geschehen, hilft es schnell, ein Glas Wasser, Saft oder Tee zu trinken.

Schläft man besser, wenn man Chia isst?

Ja. Chia enthält viel Tryptophan. Diese Aminosäure fördert die Ausschüttung der natürlichen Schlaf fördernden Hormone Melatonin und Serotonin im Organismus. Bei Schlafschwierigkeiten nimmt man Chia am besten zwei oder drei Stunden vor dem Zubettgehen ein. Oder man isst Chia zum Abendessen.

Kann man Chia auch auf die Haut auftragen?

Ja. Wenn man Chia mit Wasser vermischt, entsteht ein Gel. Trägt man dieses auf die Haut auf, so wirkt es sehr erfrischend und hält die Haut feucht. Die mexikanischen Naturvölker nutzten Chia-Gel für Packungen auch bei

Hautausschlägen, bei Akne, zum Schutz vor Infektionen und um die Wundheilung zu fördern. Hierfür eignet sich übrigens auch Chia-Öl, das man im Augenblick in Deutschland noch relativ schwer bekommt. Am besten kann man es über das Internet kaufen.

Wonach schmeckt Chia?

Chia hat keine sehr eigenwillige Geschmacksrichtung. Der Geschmack ist unauffällig. Manche beschreiben ihn als nussähnlich. Deshalb lässt sich Chia so gut mit vielen anderen Geschmacksrichtungen kombinieren. Chia kann man in herben ebenso wie in süßen Gerichten in gleicher Weise verwenden.

Wie kann man Chia am besten essen?

Chia-Samenkörner kann man so essen, wie sie sind. Man muss sie nicht zu Mehl mahlen. Der Körper kann auch aus den ganzen Samenkörnern alle wichtigen Grundbestandteile entnehmen und verwerten. Viele Chia-Fans mischen die Samenkörner in Joghurt, Fruchtsäfte, Brot, Salate, Omeletts und andere Mahlzeiten. Man kann Chia – ganz oder gemahlen – auch mit Weizenmehl mischen und Brot, Muffins oder Pizza damit backen und Desserts sowie viele andere Gerichte zubereiten.

Reichen zwei Esslöffel Chia täglich wirklich aus?

Diese Frage lässt sich nicht eindeutig beantworten. Da Chia ein Nahrungsmittel ist, gibt es keine Obergrenze, wie viel man davon essen darf. Die zwei Esslöffel pro Tag decken in etwa den Tagesbedarf an hochwertiger Alpha-Linolsäure, die Bestandteil der in Chia enthaltenen Omega-3-Fettsäuren ist.

Soll man Chia waschen?

Nein, waschen ist nicht nötig. Wenn die Samenkörner mit Wasser in Berührung kommen, nehmen sie die Feuchtigkeit auf, quellen bis zum Neunfachen ihres ursprünglichen Gewichts auf und bilden ein Gel.

Soll man Chia einweichen?

Notwendig ist es nicht, Chia einzuweichen. Doch viele Menschen essen Chia als Gel besonders gern. Man kann

Chia-Gel enthält die gleiche Menge gesundheitsfördernder Wirkstoffe wie die bloßen Samen.

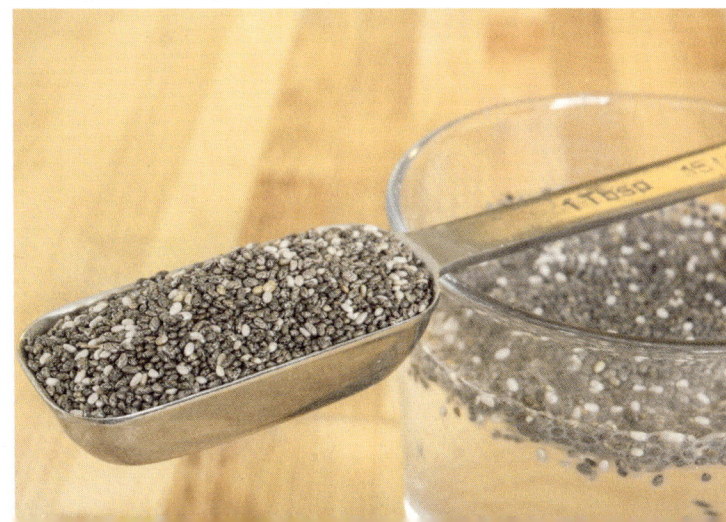

die Samenkörner in Wasser oder in Fruchtsaft einweichen, in einem Trinkglas im Kühlschrank aufbewahren
und jeden Tag nach Bedarf ein bis zwei Esslöffel davon
essen. Diese Menge genügt, um fit zu sein. Das Chia-Gel
hält sich auf diese Weise ungefähr eine Woche.

Wie kann man Chia-Reste an Gläsern und Tellern am besten beseitigen?

Manchmal bleiben einzelne Chia-Körner am Rand von
Trinkgläsern hängen und trocknen dort fest. Sie lassen
sich – selbst in der Spülmaschine – mitunter nur schwer
entfernen. Festgetrocknete Chia-Körner lösen sich ganz
leicht, wenn man die Gläser einfach mit kaltem Wasser
füllt und sie eine Weile stehen lässt.

Wie lässt sich Chia am besten aufbewahren?

Die Chia-Samenkörner halten sich in normal trocke-
nen Räumen bei üblicher Zimmertemperatur mehrere
Jahre lang. Selbst gemahlene Chia-Samen kann man im
Schrank ungefähr ein Jahr lang aufbewahren, ohne dass
sie ranzig werden.

Enthält Chia Schadstoffrückstände?

Nein. Chemische Giftstoffe kommen beim Anbau nicht
zum Einsatz. Die Chia-Pflanze gehört zur Familie der
Minze. Ihre Stängel und Blätter enthalten Öle, die schädliche Insekten abwehren. Deshalb ist der Einsatz von
Chemikalien zur Insektenabwehr nicht erforderlich.

Sind allergische Reaktionen auf Chia möglich?

Solche Reaktionen sind denkbar, kommen aber sehr selten vor. Am ehesten können sie bei Menschen auftreten, die allergisch auf Sesam, Senfkörner oder Salbei reagieren. Im Grunde gibt es kein einziges Nahrungsmittel ohne prinzipielles Allergierisiko.

Kann Chia die Wirkung von Medikamenten beeinflussen?

Chia kann die Entleerung des Magens etwas verzögern. Dadurch sind Einflüsse auf die Wirkung von Medikamenten nicht grundsätzlich auszuschließen. Am besten fragen Sie Ihren Arzt nach möglichen Wechselwirkungen mit Medikamenten, die Sie einnehmen, bevor Sie damit beginnen, Chia zu essen.

Kann Chia Durchfälle verursachen?

Vereinzelt sind Durchfälle aufgetreten, wenn jemand gerade begonnen hatte, Chia anzuwenden. Dabei handelte es sich um Menschen, die sich bisher ballaststoffarm ernährt haben. Dieses Problem lässt sich leicht lösen, indem man mit nur einem Teelöffel Chia täglich beginnt und diese Menge allmählich erhöht.

Dürfen Schwangere Chia essen?

Bisher sind keine nachteiligen Wirkungen bekannt geworden. Doch wenn Sie ganz sicher sein wollen, sprechen Sie vorher mit Ihrem Arzt.

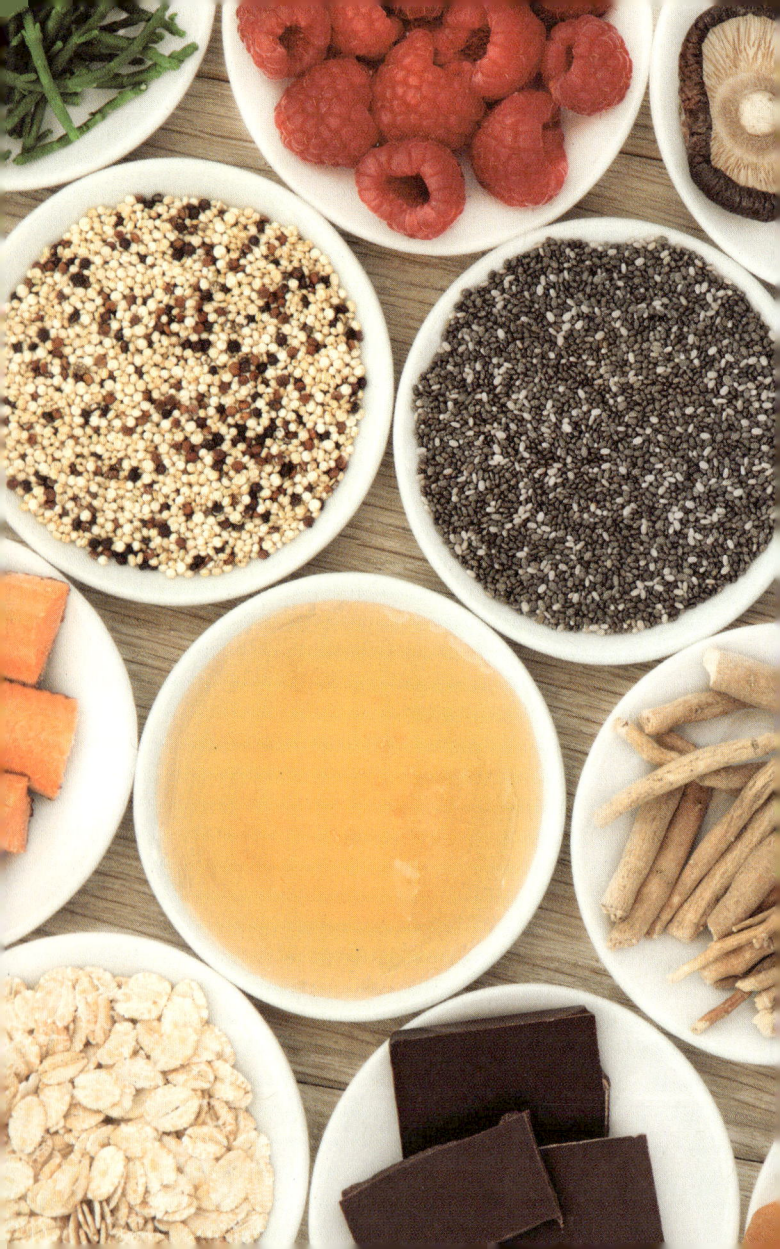

Chia-Rezepte

Lassen Sie sich von den feinen Rezepten
überraschen! Chia kann fast überall
mit eingebracht werden!

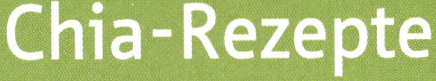

Chia-Sprossen

Zwar ist Chia in unserem Klima nicht anbaubar, doch man kann auch hierzulande Samenkörner keimen lassen und auf diese Weise in den Genuss besonders hochwertiger Vitalnahrung kommen.

Sie können Chia-Samenkörner in speziellen Keimschalen zum Keimen bringen. Doch ebenso gut ist es möglich, die Samen auf einem flachen Teller auszubreiten, sie mit kaltem Wasser zu übergießen und auf eine Fensterbank zu stellen. Nach drei bis vier Tagen beginnen die Samen zu keimen und können dann gegessen werden. Wichtig ist, sie während des Keimens ständig feucht zu halten. Soweit nötig, gießen Sie einfach von Zeit zu Zeit etwas Wasser nach.

Chia-Sprossen lassen sich auch zu Hause leicht ziehen.

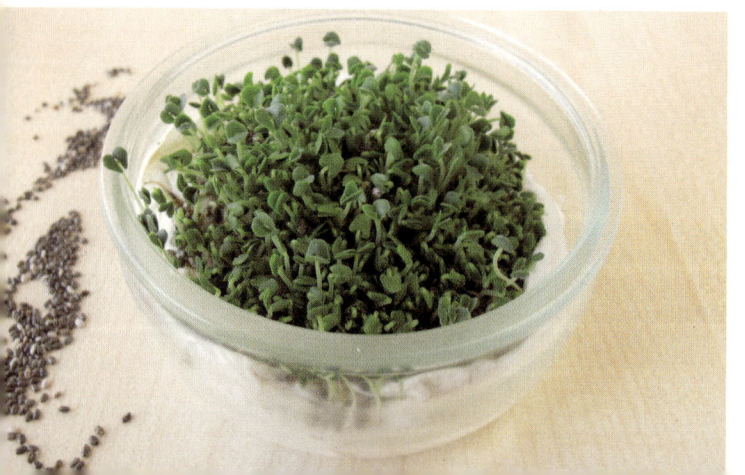

Chia aus gesprossten Samen enthält ein Mehrfaches an Vitaminen im Vergleich zu den ohnehin schon hoch vitaminhaltigen Chia-Samenkörnern. Außerdem findet sich in den Sprossen 15-mal so viel Cholin. Das ist eine Vorstufe des Neurotransmitters Acetylcholin, der für eine optimale Gehirnfunktion verantwortlich ist. Durch das Keimen sind auch die in Chia enthaltenen Verdauungsenzyme deutlich aktiver. Experten haben in keimendem Chia-Samen höhere ORAC-Werte gemessen als in normalen Chia-Samenkörnern. Durch den ORAC-Test kann man feststellen, inwieweit ein Nahrungsmittel in der Lage ist, freie Radikale zu neutralisieren. ORAC bedeutet *Oxygen Radical Absorbance Capacity*, das ist die Fähigkeit zum Abfangen von Sauerstoffradikalen. Mithilfe dieses Tests lässt sich die antioxidative Kapazität einer Lebensmittelprobe bestimmen.

INFO

SPROSSENKUNDE

Unter Sprossen versteht man die aus Samen gewachsenen Jungpflanzen bzw. die kleinen Austriebe, die nach dem Aussäen von Samenkörnern »aus dem Boden sprießen«. Man unterscheidet sogenannte Kressen (nicht nur die bekannte Gartenkresse), bei denen man nur die Stängel und Blätter isst, von den Keimsprossen, bei denen das ganze Pflänzchen mitsamt der Wurzel verspeist wird.

Gesunde Küche mit Chia

Weil Chia-Samen in Wasser aufgelöst stark quellen, füllen sie den Magen auf kalorienarme und sehr gesunde Weise. Chia-Saat kann gut in Joghurt, Salaten, Quarkspeisen, Müsli, Mixgetränken oder Gebäck, aber auch für Hauptmahlzeiten verwendet werden.

Die Samen eignen sich als wirkungsstärkere Alternative zu Leinsamen. Sie haben einen milden, angenehmen Geschmack und lassen sich deshalb gut mit anderen Lebensmitteln kombinieren. Chia lässt sich hervorragend für Smoothies, Puddings, Gebäck, Dressings und viele weitere Gerichte verwenden. Die rohen Samen kann man beispielsweise über Salate streuen oder in Müslimischungen integrieren. In der modernen Küche ersetzen gemahlene Chia-Samen problemlos Weizenschrot oder herkömmliches Weizenmehl.

Bei den nachfolgenden Rezepten handelt es sich um einfache Kreationen aus der vegetarischen Küche. Rohe Chia-Samen in Kombination mit anderen rohen Lebensmitteln und Superfoods wie Maca, Gojibeeren und Spirulina-Algen versorgen den Körper mit einer Fülle von Vitalstoffen. Am besten überzeugen Sie sich selbst davon, wie vielfältig sich Chia-Samen verwenden lassen. Empfohlen wird häufig, in Wasser vorgequollene Chia-Samen zum Kochen zu verwenden. Die Einweichzeit beträgt mindestens 10 Minuten.

Chia-Samen, in Wasser eingeweicht, sind völlig geschmacksneutral. Man kann sie daher problemlos einer großen Zahl unterschiedlicher Gerichte beifügen, ganz gleich ob sie süß, sauer oder würzig scharf zubereitet werden. Chia besitzt selbst kaum Eigenaroma, schmeckt allenfalls leicht nussig, verstärkt aber deutlich die in anderen Speisen vorhandene Geschmacksrichtung. Chia lässt sich mit fast allen Speisen kombinieren, deshalb sind die Rezepte auch in erster Linie als Anregung zu verstehen. Die einzelnen Rezepte sind bewusst einfach gehalten. Sie erfordern weder besondere Kochfähigkeiten noch hohen Zeitaufwand. Sie sind für den ganz normalen Alltag bestimmt. Doch manche von ihnen eignen sich ebenso gut für kleinere festliche Anlässe.

Chia ist ein echter Gewinn für die moderne, ernährungsbewusste Küche!

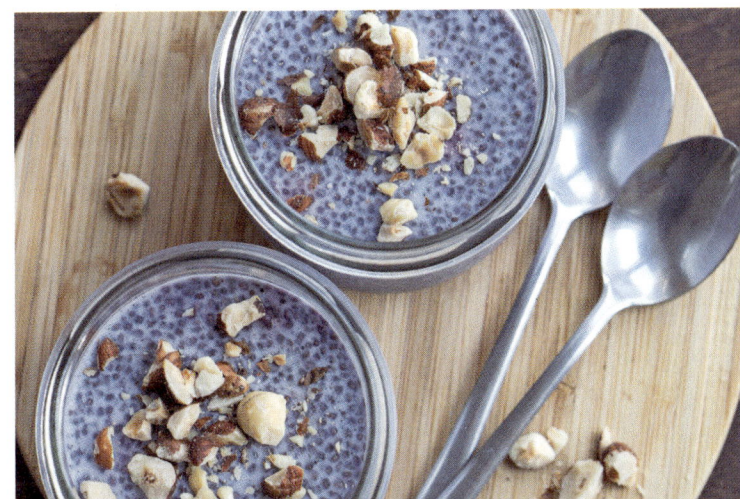

Chia-Basis-Gel

Mit diesem Rezept können Sie sich leicht ein Chia-Basis-Gel herstellen, das jederzeit als Grundlage zum Kochen, für Smoothies, Müsli oder Desserts verfügbar ist.

2–3 EL Chia-Samen
Ein kleines Glas Wasser, etwa 200 ml

Weichen Sie die Chia-Samen im Wasser ein. Verrühren Sie die Masse gut, und stellen Sie das Glas in den Kühlschrank. Innerhalb von zehn Minuten entsteht ein klebriges Gel. Nach einer Einweichzeit von mehreren Stunden sind die Nährstoffe noch leichter verwertbar. Sie können das Chia-Basis-Gel pur essen oder mit Gewürzen ganz nach Ihrem persönlichen Geschmack verfeinern und mit anderen Lebensmitteln Ihrer Wahl kombinieren. Im Kühlschrank hält sich das Gel mindestens eine Woche.

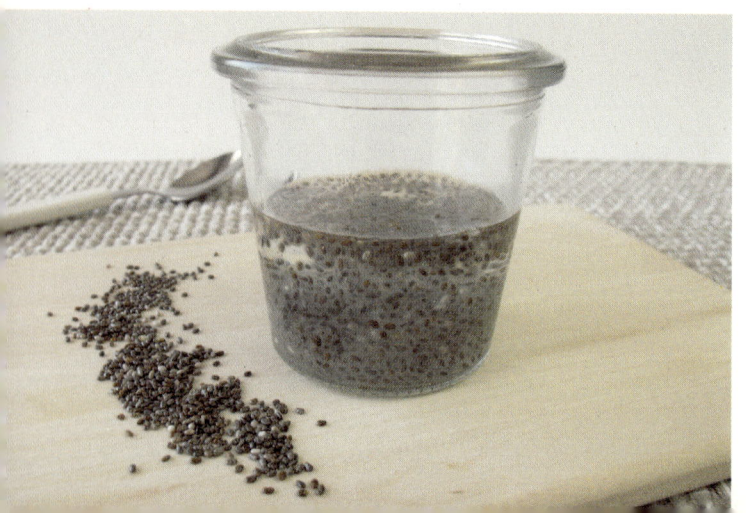

Frühstücksideen

Chia-Gel-Müsli (für 1 Person)

2–3 EL Chia-Basis-Gel
1 Banane, mit einer Gabel
zerdrückt
½ Tasse Haferflocken

¼ Tasse Rosinen
¼ Tasse Kürbiskerne
½ Tasse Fruchtsaft

Mischen Sie die Zutaten in einer Schüssel. Gießen Sie am Schluss den Fruchtsaft darüber. Fertig!

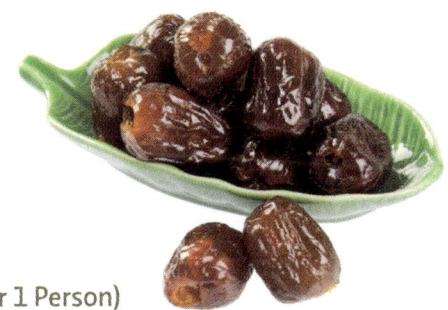

Chia-Frucht-Mix (für 1 Person)

3 kleine oder 2 große Äpfel
8 Datteln ohne Kerne
4 TL Gel aus Chia-Samen

¼ Tasse getrocknete
Gojibeeren

Schneiden Sie die gewaschenen, entkernten Äpfel sowie die Datteln in kleine Stücke, mischen Sie das Chia-Gel unter, und geben Sie die Gojibeeren hinzu. Lassen Sie den Chia-Frucht-Mix mindestens zehn Minuten lang stehen, damit sich die Zutaten gut miteinander verbinden.

Fruchtig-nussiger Brotaufstrich (für 4–5 Personen)

In einem sauberen Marmeladenglas hält sich der Aufstrich im Kühlschrank mindestens vier Tage.

- 100 g getrocknete, ungeschwefelte Aprikosen
- 120 ml frisch gepresster Orangensaft
- 2 g Ingwerwurzel, fein gerieben
- 50 g frisch gemahlene Mandeln
- ½ TL geriebene, ungespritzte Orangenschale
- ½ TL geriebene, ungespritzte Zitronenschale
- 2 EL Chia-Samen (nicht eingeweicht)

1 Die Aprikosen über Nacht im Orangensaft einweichen, anschließend aus dem Orangensaft nehmen und im Mixer fein pürieren. Die geriebene Ingwerwurzel und die geriebenen Mandeln hinzugeben und alles zu einer cremigen Masse pürieren. Orangen-, Zitronenschale und den Chia-Samen unterrühren.

2 Falls die Masse zu fest ist, einfach noch etwas von dem Orangensaft, der zum Einweichen benutzt wurde, hinzugeben.

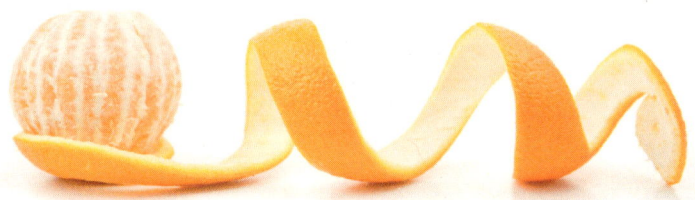

Vorspeisen und Suppen

Chia-Avocado-Aufstrich (für 1–2 Personen)

Die Mischung eignet sich als Brotaufstrich zu Crackern und Toast, ebenso aber auch als Mousse.

1 Avocado	1 TL Chia-Samen
1 Knoblauchzehe	(eingeweicht oder nicht
1 Tomate	eingeweicht)
1 EL Basilikum, getrocknet	Meersalz
1 TL Olivenöl	Pfeffer, frisch aus der Mühle

1 Die Avocado halbieren und den Kern entfernen. Das Fruchtfleisch mit einem Löffel aus der Schale herausheben, in eine kleine Schüssel geben und mit einer Gabel zerdrücken.

2 Knoblauch schälen und klein schneiden. Die Tomate waschen, den Strunk entfernen und klein schneiden. Tomate mit Basilikum, Olivenöl und Chia-Samen zum Avocado-Fruchtfleisch geben. Mit Meersalz und Pfeffer würzen. Das Ganze gut umrühren.

INFO

FEINES FRÜCHTCHEN

Die Avocado, auch Butterbirne genannt, wächst an einem bis zu 15 Meter hohen Baum und wird unreif geerntet.

Chia-Pasta-Tomatensalat (für 2–4 Personen)

200 g Nudeln
200 g Tomaten
1 Bund Lauchzwiebeln
3 EL Olivenöl
3 EL Balsamico Bianco
1 TL scharfer Senf
2 EL gemischte Kräuter
   (frisch oder getrocknet)

2 EL Chia-Samen
   (nicht eingeweicht)
1 gestrichener TL Salz
1 TL weißer Pfeffer
2 Knoblauchzehen

1 Die Nudeln (nach Packungsanweisung) in Salzwasser bissfest kochen, abgießen und abkühlen lassen. Die Tomaten waschen, vom Strunk befreien und in Spalten schneiden.

2 Für die Salatsoße die Lauchzwiebeln waschen und klein schneiden. In einer Schüssel das Olivenöl, den Balsamicoessig, den Senf, die gewaschenen und klein gehackten Kräuter, die Chia-Samen und die Zwiebeln vermischen.

3 Mit Salz und Pfeffer abschmecken. Den Knoblauch schälen, fein hacken und der Soße hinzufügen.

4 Die Nudeln und die Tomaten mit der Salatsoße vorsichtig durchmischen, sodass die Tomaten ihre Spaltenform behalten. Den Salat vor dem Servieren ca. 20 Minuten ziehen lassen.

Möhren-Kartoffel-Suppe (für 4 Personen)

500 g Kartoffeln

400 g Möhren

1 große Knoblauchzehe

1 große Zwiebel

2 EL Olivenöl

1 EL Chia-Samen
   (nicht eingeweicht)

1 l Gemüsebrühe

Meersalz

Pfeffer aus der Pfeffermühle

Frische Petersilie

1 Möhren und Kartoffeln schälen und in Scheiben schneiden. Knoblauch und Zwiebel schälen, klein schneiden und in Olivenöl anbraten. Kartoffeln, Möhren und Chia hinzugeben. Mit Gemüsebrühe auffüllen und ca. 20 Minuten köcheln lassen.

2 Das Ganze pürieren und mit Meersalz, Pfeffer und etwas Petersilie abschmecken.

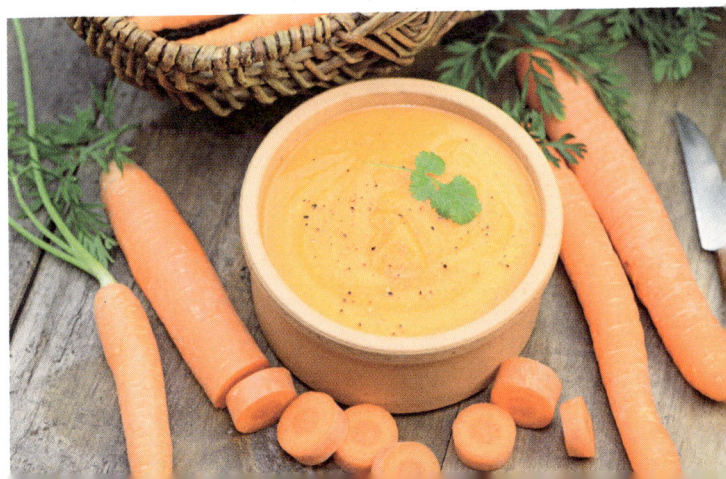

Chia-Lauchsuppe (für 4 Personen)

1 dicke Stange oder 2 dünne
   Stangen Lauch
2 Zwiebeln
2 Kartoffeln
2 Knoblauchzehen
3 EL Olivenöl

1 l Gemüsebrühe
3 EL Chia-Samen
   (nicht eingeweicht)
Meersalz
Pfeffer, frisch aus der Mühle
Etwas Parmesankäse

1 Den Lauch putzen, waschen und in Scheiben
schneiden. Zwiebeln und Kartoffeln schälen und klein
schneiden. Knoblauchzehen schälen und klein hacken.
Zwiebeln in Olivenöl anbraten. Lauch und Kartoffeln
hinzufügen und ca. fünf Minuten andünsten.

2 Mit Gemüsebrühe auffüllen. Ca. 20 Minuten köcheln
lassen. Chia-Samen und Knoblauch dazugeben. Das
Ganze pürieren. Mit Meersalz und Pfeffer würzen.

3 Parmesankäse reiben und über die fertig auf den
Tellern angerichtete Suppe streuen.

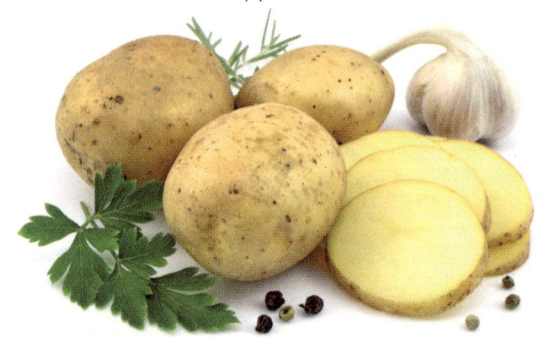

Chia-Minestrone (für 4 Personen)

Minestrone wird in Italien mit Gemüse der Saison zubereitet. Es gibt von Region zu Region unterschiedliche Rezepte. Man kann je nach Gemüseangebot variieren.

150 g Möhren	½ Dose Tomatenmark
1 Zwiebel	Pfeffer, Chili, Schwarz-
150 g Zucchini	kümmel, Meersalz
150 g Tomaten	50 g Muschelnudeln
50 g Staudensellerie	3 EL Chia-Samen
1 Knoblauchzehe	(nicht eingeweicht)
2 EL Olivenöl	Etwas Parmesankäse
1 l Gewürzbrühe	

1 Möhren und Zwiebeln schälen und klein schneiden. Zucchini waschen und mit Schale in Scheiben schneiden. Tomaten waschen, vom Strunk befreien und mit dem gewaschenen Staudensellerie in kleine Stücke schneiden. Knoblauch schälen und fein hacken.

2 Das Gemüse in Olivenöl kurz anschmoren. Gewürzbrühe zufügen und Tomatenmark unterrühren. Mit Pfeffer, Chili, Schwarzkümmel und Meersalz würzen. Ca. 20 Minuten köcheln lassen. Muschelnudeln, Chia-Samen und Knoblauch in die Minestrone geben und noch weitere 8–10 Minuten lang mitkochen lassen.

3 Zur Minestrone frisch geriebenen Parmesan reichen oder über die gefüllten Teller streuen.

Hauptgerichte mit Chia

Chia-Hirse-Pfanne (für 4 Personen)

2 Frühlingszwiebeln	Gemahlener Kreuzkümmel
150 g Zucchini	1 EL Chia-Samen
150 g kleine Champignons	(nicht eingeweicht)
2 Knoblauchzehen	150 g Hirse
2 EL Olivenöl	Gemüsebrühwürze
Salz	Cayennepfeffer
Pfeffer aus der Mühle	1–2 EL Limettensaft

1 Die Frühlingszwiebeln putzen, waschen und in Ringe schneiden. Die Zucchini waschen, längs halbieren und in dünne Scheiben schneiden. Die Champignons putzen und halbieren. Die Knoblauchzehen schälen und klein hacken.

2 Das Olivenöl in einer Pfanne mäßig erhitzen. Den Knoblauch darin andünsten. Die Frühlingszwiebeln, die Zucchini und die Champignons dazugeben und anbraten. Mit Salz, Pfeffer und Kreuzkümmel würzen. Die Chia-Samen hinzufügen und umrühren.

3 Die Hirse in einem Topf mit Wasser ca. 10 bis 15 Minuten lang kochen. Das Wasser abgießen. Brühwürze nach Geschmack unterrühren und das Gemüse vorsichtig untermischen. Mit Salz, Cayennepfeffer und Limettensaft abschmecken.

Paprika-Chia-Reis (für 4 Personen)

250 g getrocknete Bohnen	2 EL Tomatenmark
2 Zwiebeln	2 EL Chia-Samen
2 Knoblauchzehen	(nicht eingeweicht)
2 grüne Paprika	1 TL getrockneter Oregano
3 EL Olivenöl	1 TL Salz
600 ml Gemüsebrühe	Pfeffer aus der Mühle
300 g Naturreis	Etwas Petersilie

1 Die Bohnen über Nacht in Wasser einweichen und am nächsten Tag in dem Einweichwasser etwa 1 Stunde lang kochen. Die Bohnen müssen mit Wasser bedeckt sein.

2 Zwiebeln und Knoblauch schälen und klein schneiden. Die Paprika waschen und längs halbieren, Stiel und Kerne entfernen, dann in kleine Würfel schneiden.

3 Das Olivenöl in einem Topf mäßig erhitzen. Die Zwiebeln, den Knoblauch und die Paprika unter Umrühren darin andünsten. Mit der Gemüsebrühe ablöschen.

4 Den Reis unter fließendem kaltem Wasser gut waschen und mit Bohnen, Tomatenmark, Chia-Samen und Oregano zum Gemüse in den Topf geben und ca. 20 Minuten garen. Immer mal wieder umrühren. Nach Bedarf etwas Gewürzbrühe nachgießen. Am Ende sollte alle Flüssigkeit aufgesogen sein. Mit Salz und Pfeffer abschmecken. Mit Petersilie garniert servieren.

Nachspeisen

Chia-Beeren-Joghurt (für 1 Person)

50 g frische Erdbeeren und
    Himbeeren (oder Beeren
    nach Wahl)

150 g Naturjoghurt
1 EL Chia-Samen
    (nicht eingeweicht)

Die Beeren waschen und vom Grün befreien. Erdbeeren klein schneiden, andere Beeren unzerkleinert verwenden. Die Beeren und die Chia-Samen in den Joghurt einrühren.

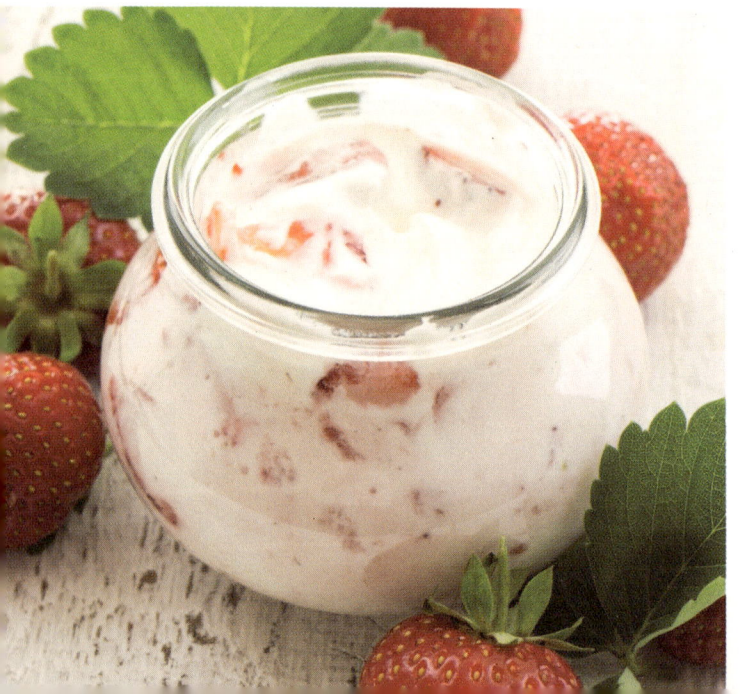

Chia-Mousse au chocolat (für 6–8 Personen)

200 g Bitterschokolade
 (mit 70 % Kakaoanteil)
100 g Butter
2 ganze Eier
2 Eigelb
3 EL Zucker
3 EL Rum (oder Cognac)

250 g Schlagsahne
2 EL Chia-Samen
 (nicht eingeweicht)

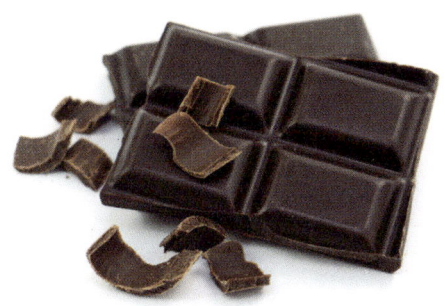

1 Die Schokolade in Stücke brechen und zusammen mit der Butter im heißen Wasserbad langsam schmelzen lassen. Die Eier trennen. Alle Eigelbe und den Zucker mit dem Quirl mindestens 5 Minuten hell und cremig schlagen. Den Rum (bzw. Cognac) unterrühren. Die geschmolzene Schokoladen-Butter-Mischung etwas abkühlen lassen und mit einem Schneebesen unterrühren.

2 Das Eiweiß und die Sahne getrennt steif schlagen. Beides sofort mit einem Schneebesen unter die Schokoladencreme heben, sodass keine Sahne- oder Eischneeflöckchen mehr zu sehen sind.

3 Mousse in Schälchen füllen, Chia-Samen darüberstreuen und das Ganze sofort kalt stellen.

Anhang

Bezugsquellen und Preise

Chia-Samen können Sie im Reformhaus oder online kaufen. Der Preis liegt, je nach Einkaufsmenge und Händler, zwischen ca. 13 und 40 Euro pro Kilo. Die Chia-Samen sind meist schon in kleineren Packungen ab 100 Gramm erhältlich. Größere Packungen bis zu 2,5 Kilogramm können preisgünstiger sein. Besonders praktisch ist die lange Haltbarkeit der Chia-Samenkörner. Roh kann man sie problemlos mehrere Jahre aufbewahren.

Chia-Samen ist auch als Bestandteil fertiger Müsli-Mischungen in Reformhäusern erhältlich.

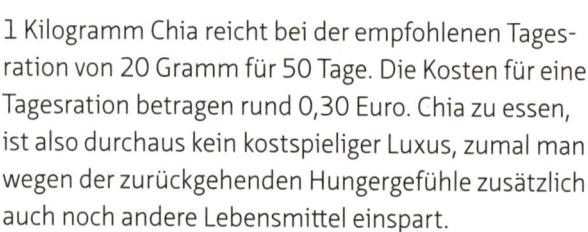

1 Kilogramm Chia reicht bei der empfohlenen Tagesration von 20 Gramm für 50 Tage. Die Kosten für eine Tagesration betragen rund 0,30 Euro. Chia zu essen, ist also durchaus kein kostspieliger Luxus, zumal man wegen der zurückgehenden Hungergefühle zusätzlich auch noch andere Lebensmittel einspart.

Register

Adaptogen 33
ADHS 61
Aminosäure 3, 55, 58, 69, 71
Anbau 23
Anti-Aging 65
Antioxidantien 4, 11, 26f., 36,
    48, 50f., 67f., 70
Azteken 4, 18ff., 22, 25, 38, 55

Ballaststoffe 11, 27, 39, 48f.,
    53, 56f., 69f.
Bluthochdruck 11, 21, 31f., 34
Burnout 48f.

Calcium-Gehalt 26
Chia-Basis-Gel 82
Chia-Sprossen 78f.
Cholesterinwert 60

Demenz 44f.
Depressionen 33, 40, 44f.
Diabetes 11, 21, 31, 32f., 40,
    45ff., 64
Divertikulitis 39, 53, 70
Durchfall 75

Eiweiß 26, 58, 93
Entgiftung 38, 58, 64
Entzündungen 33, 40, 42

Fitness 14, 58, 67
Flüssigkeit 40, 71
Freie Radikale 36, 41, 79
Frühstücksideen 83

Gehirn 3, 5, 12, 41ff., 47, 55
Gluten-Unverträglichkeit 40, 70

Hauptgerichte 90
Heilmittel 25, 30, 33, 35
Herz-Kreislauf-
    Erkrankungen 30f., 33,

Indianer 19f., 25

Krebs 35ff., 40
Linné, Carl von 23

Mexiko 18ff., 23ff.
Mineralien 27, 69
Moodfood 3
Müdigkeit 63

Nachspeisen 92
Nährstoffe 26, 56, 82
Nahrungsmittel 3, 13f., 25ff.,
    30f., 69, 72, 75, 79
Nervosität 59, 62

Omega-3-Fettsäuren 4, 26, 31,
    33f., 36ff., 41ff., 44f., 47, 50ff.,
    54ff., 69ff., 73

Pflanzensteckbrief 23
Powernahrung 4

Säure-Basen-Haushalt 13
Schlafstörungen 55
Serotonin 3, 5, 55, 71
Suppen 85

TCM 33
Transfettsäuren 35
Tryptophan 3, 12, 48, 55, 71

Übergewicht 11, 31, 46, 49, 64
Übersäuerung 12

Verdauungsprobleme 60
Vitalstoffe 11, 13, 16ff., 36, 46,
    48, 56, 80
Vitamine 10f., 27, 48, 56, 64,
    69, 79
Volksheilmethoden 15
Vorspeisen 85

Wundheilung 55, 72

Zöliakie 50, 70

Unsere Kompakt-Ratgeber

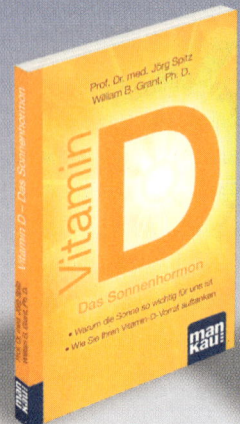

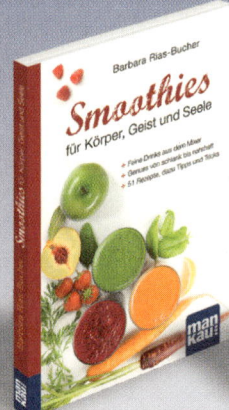

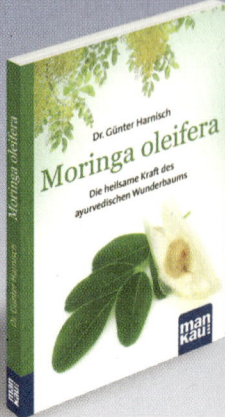

Jörg Spitz / William Grant
Vitamin D
ISBN 978-3-86374-178-5

Barbara Rias-Bucher
Smoothies
ISBN 978-3-86374-164-8

Günter Harnisch
Moringa oleifera
ISBN 978-3-86374-193-8

Weitere lieferbare Titel:

A. Gräfin Wolffskeel
Die 12 Salze des Lebens
978-3-86374-129-7

A. Winter
Abnehmen ist leichter als Zunehmen
978-3-86374-126-6

A. E. Röcker
Heilen mit Bachblüten
978-3-86374-161-7

E. J. Wormer
Hashimoto
978-3-86374-175-4

Li Wu / J. Klitzner
Heiltees
978-3-86374-184-6

M. Lohmann
Laborwerte verstehen
978-3-86374-158-7

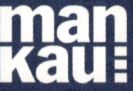